기적의 비밀 해결서

골프통증

서상술, 이재수 공저

도서출판 정담

기적의 비밀 해결서

골프통증

초판 인쇄 / 2022년 7월 13일
초판 발행 / 2022년 7월 21일

저자 서상술, 이재수
발행인 김정찬
편집기획 김정찬
발행처 도서출판 정담
주소 서울특별시 송파구 송이로17길 50-27 (가락동 13-10) 2층
전화 02-443-2791
팩스 02-430-7370
홈페이지 www.jdb.co.kr
등록 제 22-135호

정가 15,000원
ISBN 978-89-8085-869-9

글을 쓰기 전,

이 책을 읽고 있을 여러분들 위해 기도하고 시작합니다.

각자의 통증과 질병은 다르겠지만

이 책을 읽고

지금보다 더 건강해지고, 활력이 넘치는 삶을 살 게 될 것입니다.

왜냐하면

한국골프통증협회에 오시는 여러분들의 건강을 회복시켜 드릴 수 있기 때문입니다.

여러분과 여러분의 가족, 더 나아가 사회가 건강해 지기를 응원하고 기도하겠습니다.

한국골프통증협회 회장

서 상 술 드림

인사말

오랜 기간 동안 인체 생체전기 기능에 대해서 연구하면서 많은 것을 알게 되었다. 그 결과로 음악요법과 생체전류 활성화기에 대한 특허를 받았고, 추가로 3건의 특허출원을 하면서 생체전기에 대한 이해가 더 깊어졌다.

동물 중에 거북이는 250년, 앵무새는 120년, 두루미는 80년을 산다고 한다.

사람은 120세가 천명이라고 하는데

왜 천수를 누리지 못하고 거의 대부분의 사람들이 질병으로 고통을 받고 있을까?

사람의 몸은 약 70조개의 세포로 이루어져 있다고 한다. 이스라엘 와이즈만연구소 연구에 의하면 인간 신체의 세포 회전율을 추정한 결과 몸 전체의 세포가 교체되는 주기는 평균 1년이라고 한다.

모든 세포가 1년이면 새로운 세포로 바뀌는데 왜 통증이 있는 곳은 계속 아프고 노화가 진행되는 걸까?

이에 대해서 오랫동안 연구한 결과 인체를 살아 움직이게 하는 생체전기 즉, 생체전기의 세기, 생체전기의 흐름의 문제로 인하여 통증이 지속되고 노화가 이루어짐을 알게 되었다.

생체전기가 원활하게 만들어지고 이 생체전기가 잘 흐르게 된다면 통증이 사라지면서 질병이 치료되고 노화현상도 늦출 수 있는 결과를 가져오게 될 것이다.

지금까지 우리는 몸에 이상이 생기면 거기에 해당되는 특정 장기만을 보고 치료해왔기 때문에 근본 치료가 되지 않았다.

그래서 많은 사람들이 의문을 가진다.

- 꼭 수술을 해야 되는가?
- 왜 수술 후 후유증이 생기는가?
- 독한 약을 먹어야 되는가?
- 왜 내게 이런 질병이 생겼는가?
- 이 질병을 예방하는 방법은 없을까?

이 질문들에 대한 해답을 찾고자 한다면 이 책이 도움이 될 것이다.

생체전기의 원리를 적용한다면 누구나가 건강하고 행복한 삶을 살 수 있기에 건강하기를 바라는 모든 이들에게 희망이 되고자 일부를 출간하게 되었다.

이 책이 나오기까지 늘 응원해주는 가족과 한국골프통증협회 회원분들, 한국바이오산업사업협동조합 이재수 이사장님, 도서출판 정담 김정찬 대표님과 편집부에 감사드린다.

한국골프통증협회 회장

서 상 술

인사말

"골프통증"

이책을 한마디로 표현하면 "내몸은 내가고쳐"입니다.

한국바이오산업사업협동조합이 바이오산업이 어떤것인지를 좀더 일반인에게 가까이 가게 하기위한 건강 프로그램의 일환으로 본인 스스로가 어떻게 건강을 찾고 어떻게 통증을 제어할수 있는지를 알려주는 책입니다.

노화란 것이 거죽이 늙어가는 것은 어쩔수 없지만 내면의 건강놀이를 계속 추구한다면 우리의 몸과 마음은 여전히 젊은채로 머물수 있는 건강놀이의 방법을 알리고 함께 공유하기 위한 것 또한 이책의 목적입니다.

한국바이오산업사업협동조합 조합원들과 한국골프통증협회 회원들이 오랜기간 통증을 치유하는 근본개념을 생체전기의 원리 그리고 종부테라피에 근거하여 인체파동 원리가 통증의 치유는 서서히 일어나는 것이 아니라 즉각적 이라는 것을 기본으로 하였습니다.

골프는 다른 운동에 비해 부상 위험이 다소 적은 운동이지만 과도한 연습과 연속적인 라운딩으로 인한 통증 특히 손목과 팔꿈치 손상이 많이 발생할 수 있습니다.

특히 손목이나 팔꿈치 손상은 그대로 두면 또 다른 손상이 올 수 있기 때문에 각별히 신경을 써야 합니다.

골프는 아무래도 다른 운동과 달리 골프채를 쥐고 강약 조절을 해야 하기 때문에 특히 손에 부담이 많이 가는 것 또한 사실입니다.

많은 분들이 통증의 심각성을 모르고 괜찮겠지라고 참다가 더욱 병을 키워 고생하는 경우가 참 많습니다.

이럴 때 제대로 통증을 치료하지 않으면 손을 펴고 오므리는 동작조차 어려워지면서 일상생활에 큰 불편함을 느낄 수 있습니다.

그래서 한국바이오산업사업협동조합 조합원들은 평상시 통증치유에 대해 긴밀히 정보를 나누던중 통증에서 해방되는 체계적인 프로그램을 하나 함께 하기로 하였습니다.

그것은 인체파동의 원리에서 시작되는 생체전류를 이용한 통증해소 프로그램을 도입하여 전국민이 통증에서 해소되고 청년 그리고 시니어 일자리 창출도 함께하는 프로그램을 만들게 되었습니다 이렇게 전파된 이론과 교육은 오래된 통증도 즉각적으로 통증을 사라지게 하는데 그 매력이 있습니다.

한국바이오산업사업협동조합 조합원들의 열의와 한국골프통증협회 회원들의 성원에 힘입어 조그만 책자가 일반 골프를 즐기는 많은분들이 골프경기중 다친 통증과 일상에서 통증으로 힘들어 하는 악성통증도 이제 골프통증 프로그램을 배우면 어떤통증도 치유되는 계기와 통증에서 해방될수있는 유익한 책이 되길 바라는 마음에서 출간하게 되었습니다.

주위에서 늘 응원해주는 가족과 책을 출판할수있게 도와주신 조합원 여러분들께 감사의 말씀 전합니다.

한의학박사 이 재 수

차례

1

골프 통증
왜!
발생할까?

1. 통증이란 무엇인가?

통증은 근육, 근막, 인대조직의 손상이 있을 때 그 세포조직과 연결된 말초신경의 압박 또는 손상을 뇌에서 느끼는 것이다.

생체전류는 신경을 통하여 흐르기 때문에 근육이나 인대조직의 손상이 있을 때 그 세포조직과 연결된 말초신경의 압박이나 손상으로 생체전기의 흐름에 변화가 일어나게 되는데 이 변화 차이를 뇌에서 통증으로 느끼는 것이다.

이와 같이 어떤 조직에 상처를 받게 되면 그 부위는 주위 조직보다 전기 저항이 높아진다. 이렇게 되면 상처 부위에서는 전기저항이 높기 때문에 전류가 잘 흐르지 못하게 된다. 따라서 상처 부위는 전류가 적게 흐르게 되고 그 결과, 세포의 절대 전류량이 적어진다. 이로 인하여 상처부위 세포의 혈류변화가 감소하면서 염증 반응이 유발되어 통증, 국소 발열, 부종, 떨림 등이 나타나게 되는 것이다. 어떤 근육조직이 상처를 받으면 근육은 자신을 보호하기 위하여 수축을 하게 된다. 근육이 수축하게 되면 이 근육조직 안에 있는 신경이 압박을 받아 생체 전기가 적게 흐르고, 혈관도 압박을 받아 혈류량이 줄어드는 결과가 되어 세포의 활성도가 떨어지게 된다. 그뿐만 아니라 근육의 수축으로 노폐물은 배설되지 않고 쌓이게 되면서 근육에서 일어나는 통증을 증가시키는 원인이 된다.

우리가 통증을 느낄 정도로 근육조직의 손상이 생기면 그 부위가 붉게 부어오르고 열이 나게 된다. 이러한 현상은 뇌가 손상된 근육조직을 빨리 회복시키려고 그곳으로 필요 이상의 많은 물질들을 보내서 병목 현상처럼 부작용이 일어나는 것이다. 문제는 손상된 부위에 과다하게 몰린 면역물질들과 혈액 때문에 피부가 부어오르고 열이 나며 붉게 변하게 되는 것이다.

이것이 바로 발목염좌에서 일어나는 현상이다.

2. 통증을 어떻게 해결할 수 있을까?

❶ 통증이 발생한 조직의 부위는 주위 조직보다 전기 저항이 높아져서 생체전기가 잘 흐르지 못하여 통증이 쉽게 낫지 않는데 이 곳에 외부자극을 통하여 생체전기의 흐름을 원활하게 해주면 빠르게 통증이 회복된다.

❷ 인체에서 통증에 과민하게 반응하여 통증 치료물질을 과다하게 보내어 통증을 더 악화시키는데 이 과민 반응을 생체전기 흐름을 바꿔주면 통증이 회복된다.

3. 생체전기는 생명활동의 원초적인 에너지이다

우리 몸이 활동하기 위해서는 에너지가 필요하며. 이 에너지는 오장육부 및 근육과 뼈대를 움직이고, 또한 뇌가 활동하는 원천이 된다.

이처럼 우리 몸이 작용하는 근원적인 에너지는 바로 인체의 '전기'다. 이 전기 신호가 신경세포를 통해 정보를 교환하고, 근육, 뼈대, 장기를 활동시키며 여기에 반응하는 정보를 뇌에 전달하기도 한다.

이와 같이 생명체에 발생하는 미세한 전기를 '생체전기(bioelectricity)'라고 한다. 생명체의 세포 속에는 온갖 화학반응이 일어나기 때문에 항상 생체전기가 발생한다.

인간이 숨 쉬고, 작업하고, 생각하는 모든 생명활동은 우리 몸의 전기로 인해 가능하다. 만약 인간의 몸에서 생체전기 활동이 멈추면 생명 활동도 멈춰질 것이다.

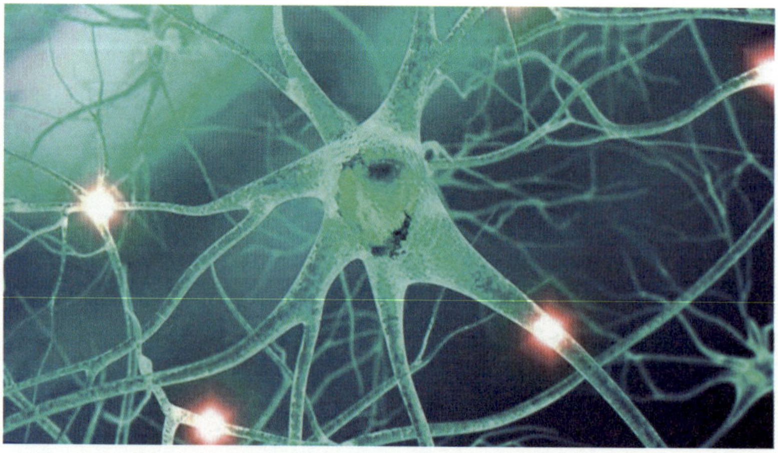

1) 생체전기는 어디서 만들어질까?

생체전기는 기본적으로 뇌에서 만들어지며 뇌의 신호체계에 맞추어 각각의 신체 부위의 세포에서 만들어지며, 이외에도 모세관 전기현상, 삼투압 효과 등에서 만들어지는 것으로 보고되고 있다.

또한 뼈와 그 주변의 순환계를 중심으로 전기를 발생시킨다는 사실은 이미 과학적으로 입증되었다. 이러한 현상을 '압전효과'라고 한다.

이와 같이 생명체에 흐르고, 발생하는 미세한 전기를 '생체전기(bioelectricity)'라고 한다. 즉, 생명체의 세포 속에는 온갖 화학반응이 일어나기 때문에 항상 전기가 발생하는 것이다.

2) 생체전기란 무엇인가?

생체전기란 살아 있는 생물체에 의해 생산되는 전기를 말하는 것으로 모든 생명체의 세포는 생체전기의 활성화로 만들어지는 것이다.

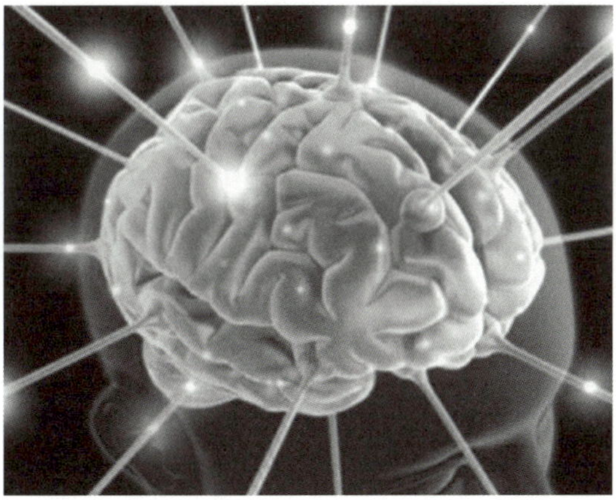

생체전기 에너지는 사람이 생명 활동을 위해 꼭 필요한 필수 에너지이다.

3) 생체전기는 손상된 우리 몸의 조직을 활성화 시킨다

생체전기는 단백질 합성을 촉진시키고 손상된 조직을 복구하고 재생시키며 또한 T-임파구의 활성을 촉진시킨다.

인간은 태어나면서 5~6볼트의 생체전기를 가지고 태어나지만, 나이가 들어가면서 이러한 생체전기가 절반 정도로 떨어지고, 생체 전기가 다하면 사망에 이른다.

인체의 신경조직은 온 몸을 연결하는 전기 도선과 같다. 신경세포가 자극되면 전기 신호를 통해 빠르게 옆으로 전달된다.

예를 들어 눈 앞의 골프공을 잡으려고 할 때

❶ 눈을 통해 들어온 시각 정보는 전기 신호로 바뀌어 뇌로 전달된다.

❷ 뇌는 이 정보를 분석하여, 손을 얼마나 뻗어야 할지, 손가락은 얼마나 벌려야 할 것인가를 결정하여 전기신호를 손으로 보낸다. 만약, 인체전기가 소멸하면 우리들은 일상생활을 할 수 없게 될 것이다.

4) 생체전기가 부족하면 병이 생긴다

인체의 세포 수명은 약 8개월이다. 세포수는 약 70조개이며 평균 수명은 1년이기 때문에 뇌와 일부를 제외하면 몸의 모든 세포가 새 세포로 교체된다. 그런데 왜 세포가 새로 생겼는데 통증이 있는 곳은 계속 통증이 지속될까? 세포는 새롭게 생성되어도 생체전기의 흐름이 문제가 된 원인이 해결이 되지 않았기 때문에 통증은 그대로 남아있게 되는 것이다. 그래서 세포의 수명이 다하여 새로운 세포를 만들 때 생체전기가 부족하면 세포의 생성에 이상이 생겨 암에 걸릴 확률이 높아질수 있는 것이다.

인체는 주로 대뇌와 심장에서 전기가 생산되어 전신을 순환시키며, 이 전기 생산에 이상이 생기면 각종 질병이 발생하게 된다.

5) 생체전기의 치료 효과

뇌에서 신경을 전달하는 기능에 문제가 생기면 생체전기가 발생하지 않거나 잘못 인식되어 근육을 정상적으로 움직일 수 없게 된다. 즉 마비가 오게 되는 것이다.

6) 마비가 생겼을 때 인위적으로 생체전기를 활성화 시키면 근육을 움직일 수 있다

생체전기와 유사한 크기의 미세한 전류를 몸속에 흐르게 하면 세포가 활성화 되어 상처 치유가 빨라지고, 또한 통증이 조절되는 효과가 있기 때문에, 이러한 미세 전류를 재활치료에 다양하게 사용하고 있다.

생체전기는 미세전류가 미토콘드리아의 ATP(아데노신 3인산)의 생성을 높이고, 혈액순환을 개선시킨다는 것은 이미 과학적으로 입증되었다. 또한 근육의 피로회복은 신진대사를 높여 체중 감소 효과가 있다고 보고되고 있다.

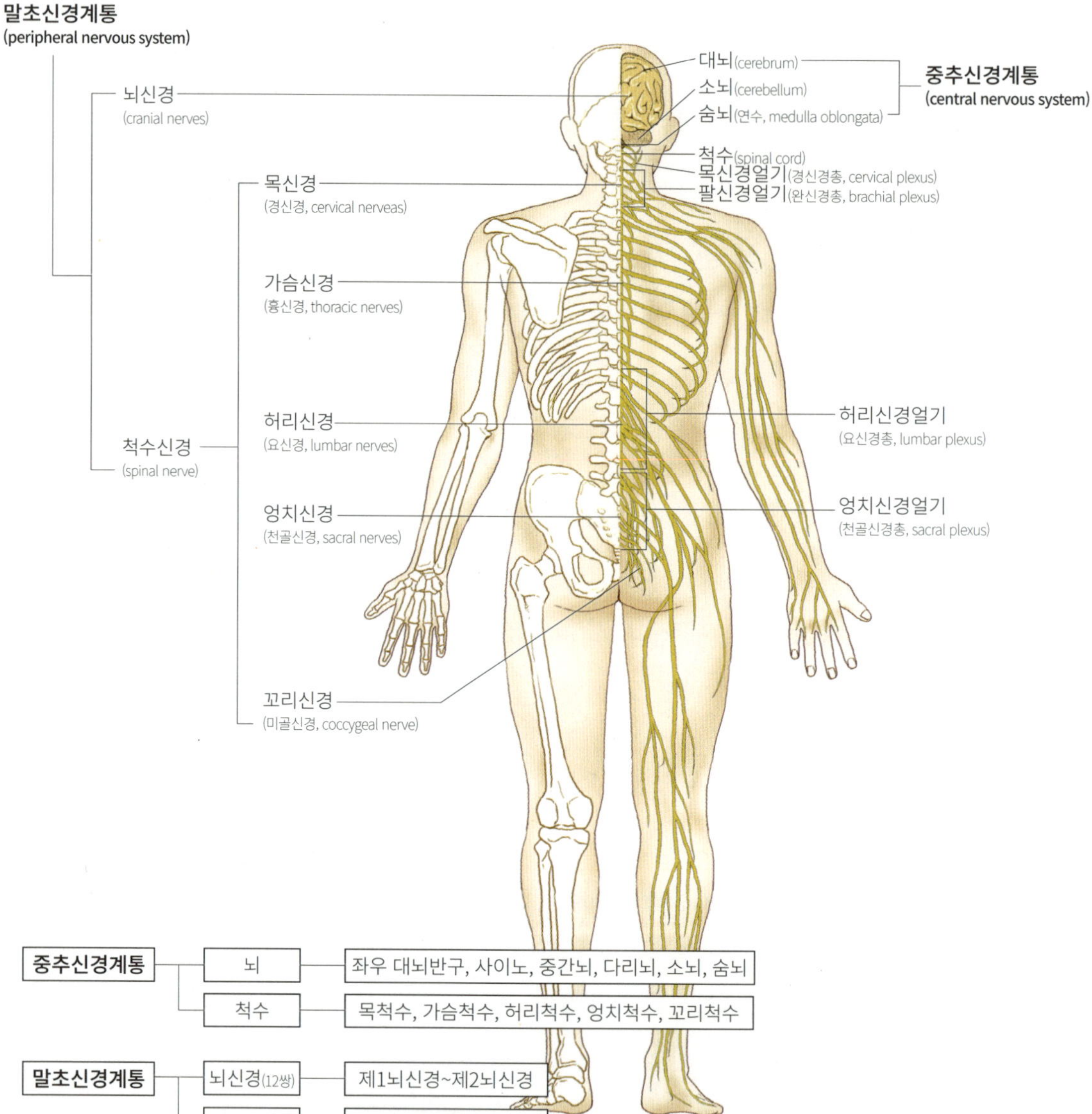

- **중추신경계통**
  - 뇌 — 좌우 대뇌반구, 사이노, 중간뇌, 다리뇌, 소뇌, 숨뇌
  - 척수 — 목척수, 가슴척수, 허리척수, 엉치척수, 꼬리척수

- **말초신경계통**
  - 뇌신경(12쌍) — 제1뇌신경~제2뇌신경
  - 척수(31쌍)
    - 목신경(8쌍)
    - 가슴신경(12쌍)
    - 허리신경(5쌍)
    - 엉치신경(5쌍)
    - 꼬리신경(1쌍)

미토콘드리아의 발견

미토콘드리아를 1886년 최초로 발견한 독일의 과학자 리하르트 알트만은 "생명의 본체는 이 입자에 있으며, 세포는 이 입자를 지키기 위해 만든 요새"라고 생각했다.

이 타원형의 입자에 알트만은 그리스어로 "내부에 끈을 말아 넣은 것 같은 미립자"라는 의미를 가진 이름인 "미토콘드리아"를 붙여 주었다.

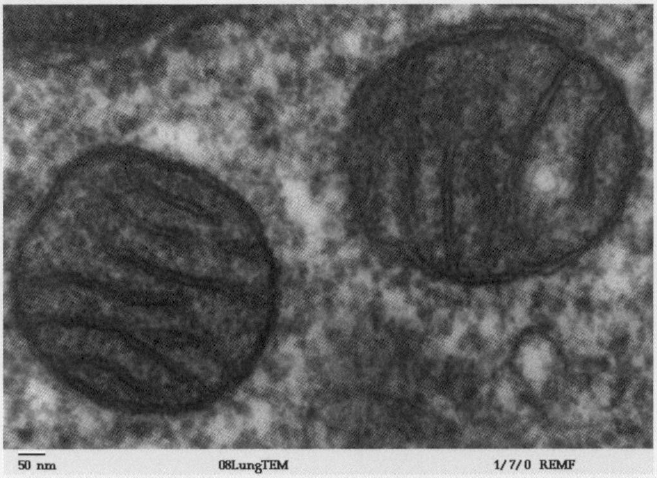

생체전기와 통증

우리 몸의 생체 전기가 약해지는 원인은 스트레스 잘못된 식생활, 운동 부족, 노화(40세 전후부터), 전자파 노출, 미네랄 부족, 공해 등이다

"그러나 특히 생체 전기를 저하시키는 가장 큰 원인은 통증이다."

이것은 통증이 발생한 세포조직의 전기저항이 높아져서 생체 전류가 잘 흐르지 않기 때문이다.

즉, 인체의 어느 한곳에 통증이 발생하면 그 부분의 세포조직들이 긴장하여 신경조직과 혈관조직을 압박하게 되고 이로 인하여 생체전기의 흐름은 더 나빠지게 된다.

이러한 현상을 해결하기 위해서 뇌에서 더 많은 물질을 통증부위로 보내게 되는데 이작용이 오히려 통증부위에 생체전기 흐름을 더 악화시키게 된다. 병목현상으로 인하여 교통이 정체되는 현상과 같다고 볼 수 있다.

생체전기가 없다면 생명활동은 불가능하다. 숨 쉬고, 말하고, 즐기는 모든 인체 활동이 전기적 신호와 전달이라는 과정을 통해 이뤄진다.

4. 골프 시 통증 발생에 대해 알자

1) 골퍼! 통증 예방을 위해 자신의 체형에 맞게 스윙하자

스윙 시 올바른 스윙을 하기 위해서는 자신의 체형을 올바로 알고 그 체형을 잘 조절하여 바른 자세를 취하는 것이 무엇보다 중요하다.

먼저 자신의 자세를 잘 관찰해야 한다.

측면으로 '발목 복숭아뼈 – 무릎 – 고관절 외측 – 외측 갈비뼈 가운데 – 어깨의 모습을 관찰한다.

바른 자세는

❶ 척추와 골반의 중립 커브 및 골반에서 앞뒤쪽 전상장골극(anterior superior iliac spine), 후상장골극(posterior superior iliac spine)이 수평을 이루고,

❷ 허리의 요추는 앞으로 볼록한 전만 커브를 이루며, 등의 흉추는 뒤로 볼록한 후만 커브의 자세를 보인다.

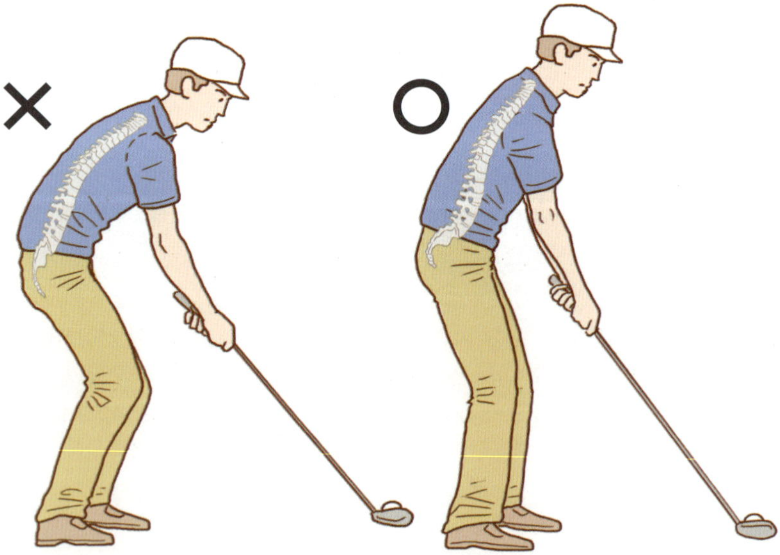

올바른 스윙전 자세. 허리의 요추는 앞으로 볼록한 전만 커브를 이루며,
등의 흉추는 뒤로 볼록한 후만 커브의 자세여야 한다

그리고 목의 경추는 다시 앞으로 전만 커브를 가지는 자세를 말한다. 이는 골프 어드레스 자세에서 상체를 숙인 경우에도 동일하게 적용된다.

아이언과 드라이버 또는 지면의 기울기에 따라 어드레스 시에 우리 몸의 축은 그때 마다 수시로 달라진다.

그러나 세밀하게 살피면

❸ 정면에서 볼 때 상체는 골반의 치골, 배꼽, 명치, 코를 기준으로 살펴보고,

❹ 측면에서 볼 때는 고관절옆쪽 대퇴골, 갈비뼈 중심, 어깨, 귀를 살펴보아야 한다.

2) 척추측만증 몸으로 골프를 즐길 수 있을까?

❶ 어린 시절 성장기에 척추가 변형되었으면 중년이 되어 척추측만증을 바로잡는 것은 거의 힘들다. 척추 측만증이 있어도, 그 체형에 맞는 동작을 연습하면 된다. 예를 들어 자신의 신체의 잘못된 부위를 보완할 수 있도록 가동 범위의 세밀한 훈련 및 여기에 적합한 근력을 키워나가야 한다.

❷ 어린 시절 성장기에 척추가 변형된 것이 아니라 평상시 나쁜 자세와 습관을 반복하여 척추가 휘어진 경우에는, 꾸준한 척추교정과 척추교정 운동을 통해 휘어진 척추를 바로잡을 수 있다. 그러나 척추교정 운동을 하지 않고 스윙을 계속하면척추가 한쪽으로 휘는 변형이 더욱 심해지며, 아울러 통증도 시간이 갈수록 심해지게 되어, 결국 골프를 포기하게 된다.

3) 척추 측만증 간단한 자가 테스트

아래의 사항 중 비대칭인 부분이 있다면 척추 측만증으로 의심해 볼 수 있다.

똑바로 선 자세와 허리를 앞으로 숙인 자세를 각각 확인한다.

체크

- 머리가 몸의 가운데에 위치하지 않고 한쪽으로 기울어져 있다.
- 한쪽 어깨가 다른 쪽보다 높다.
- 한쪽 날개뼈가 다른 쪽보다 튀어나와 있다.
- 갈비뼈 한쪽이 다른 쪽보다 튀어나와 있다.
- 한쪽 골반 높이가 다른 쪽보다 높다.
- 한쪽 날개뼈와 등이 다른 쪽보다 높다.

4) 어깨의 구조와 기능을 알고 어드레스를 하자

어드레스를 할 때 어깨에 힘이 들어가 공이 잘 맞지 않거나 부상이 생기면, 일반적으로 막연히 '왼쪽 어깨에 힘 빼세요'라고 조언한다.

과연 어깨에 힘을 빼면 부상이 사라질까?

이러한 조언을 하는 경우는 대개 어깨의 구조와 기능을 잘 모르기 때문일 것이다.

어드레스 시에 어깨 힘을 빼고 싶다면 어깨의 중립 정렬과 '척추의 중립 상태'를 알아야 한다. 이를 위해서는 어깨 움직임에 관여하는 근육의 강약 조절과 날개뼈의 운동 방향에 대해 잘 이해하는 것이 중요하다.

5) 어드레스 시 상체 움직임은 기본적으로 날개뼈에서 만들어진다

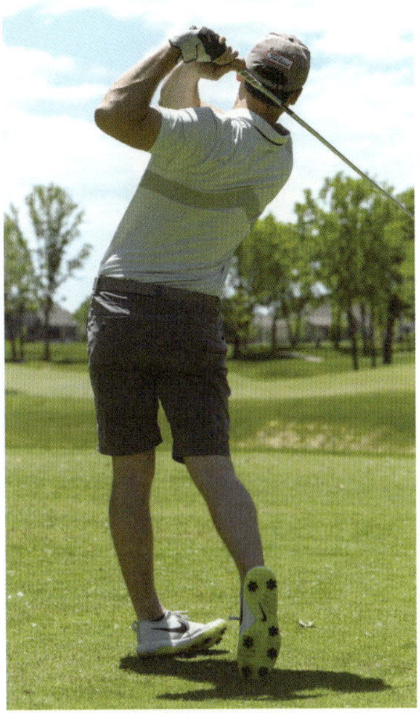

날개뼈에는 회전근개 근육들이 붙어서 움직임을 조절하게 되고, 또 날개뼈와 척추 사이에 근육들이 연결되어 있다. 때문에 날개뼈의 움직임이 제대로 이루어지지 않으면 어깨 통증은 물론 목, 등 통증까지 일으키게 된다.

어드레스 시 날개뼈를 무리 없이 잘 움직일 때, 척추의 각을 안정적으로 유지시킬 수 있다.

어깨뼈의 구조

어깨는 '윗팔뼈, 날개뼈, 쇄골' 이 세가지 뼈들의 조합으로 구성되어 있다.

날개뼈는 작은 구멍에 윗팔뼈의 머리가 얹혀져 있기 때문에 불안정한 구조이며, 따라서 통증이 발생하기쉽다.

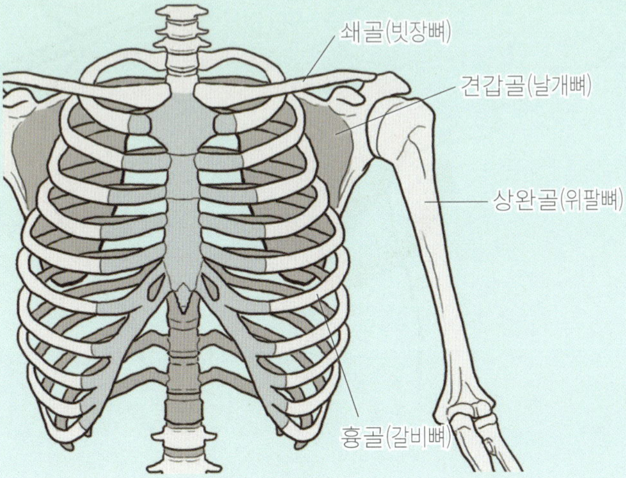

날개뼈는

❶ 크게 위로 올라가고 내려가는 방향,

❷ 그리고 안팎으로 이동하는 방향,

❸ 위쪽 방향 회전과 아래 방향 회전으로 나눠서 볼 수 있다.

특히 어드레스에서 팔에 너무 힘을 주면서 앞으로 쭉 뻗으면 날개뼈가 바깥으로 이동하면서 등을 굽게 만들고, 승모근에 힘이 들어가게 된다.

이와 같은 자세로 계속해서 스윙을 하면 어깨관절에 압박이 가해져, 이로 인해 어깨 통증만 악화된다.

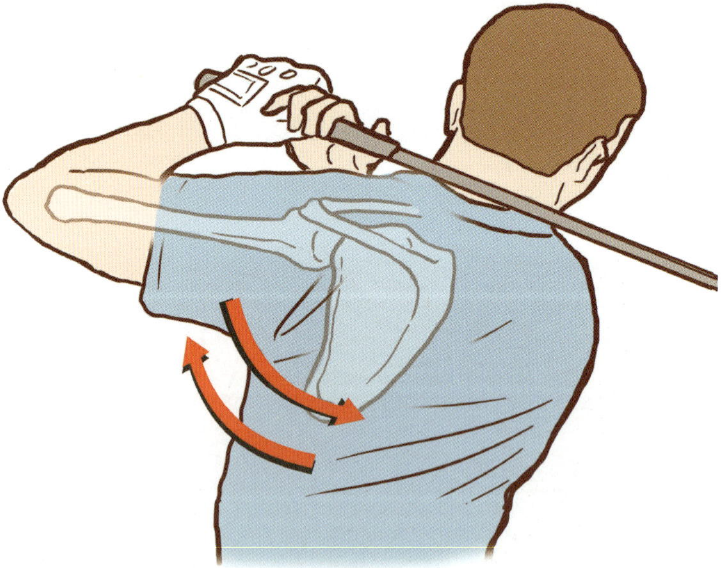

어드레스 시 상체 움직임은
기본적으로 날개뼈에서 만들어진다

2

골퍼!
통증에 대한
기본 지식

골퍼의 통증 발생 부위

골프는 전신 운동이며, 동시에 회전 운동이다. 아래 그림은 이로 인한 통증이 잘 발생할 수 있는 부위이다.

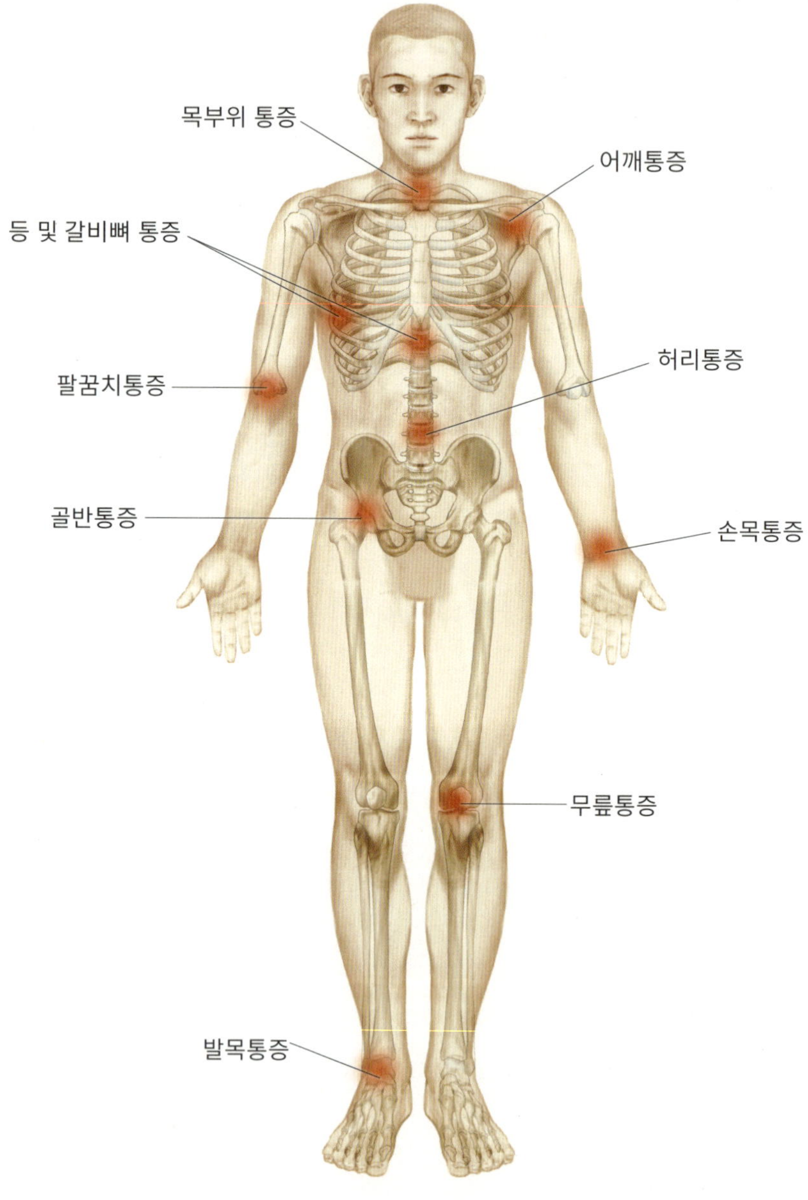

KLPGA 투어 선수의 경우로 본 골퍼의 부상 부위별 빈도

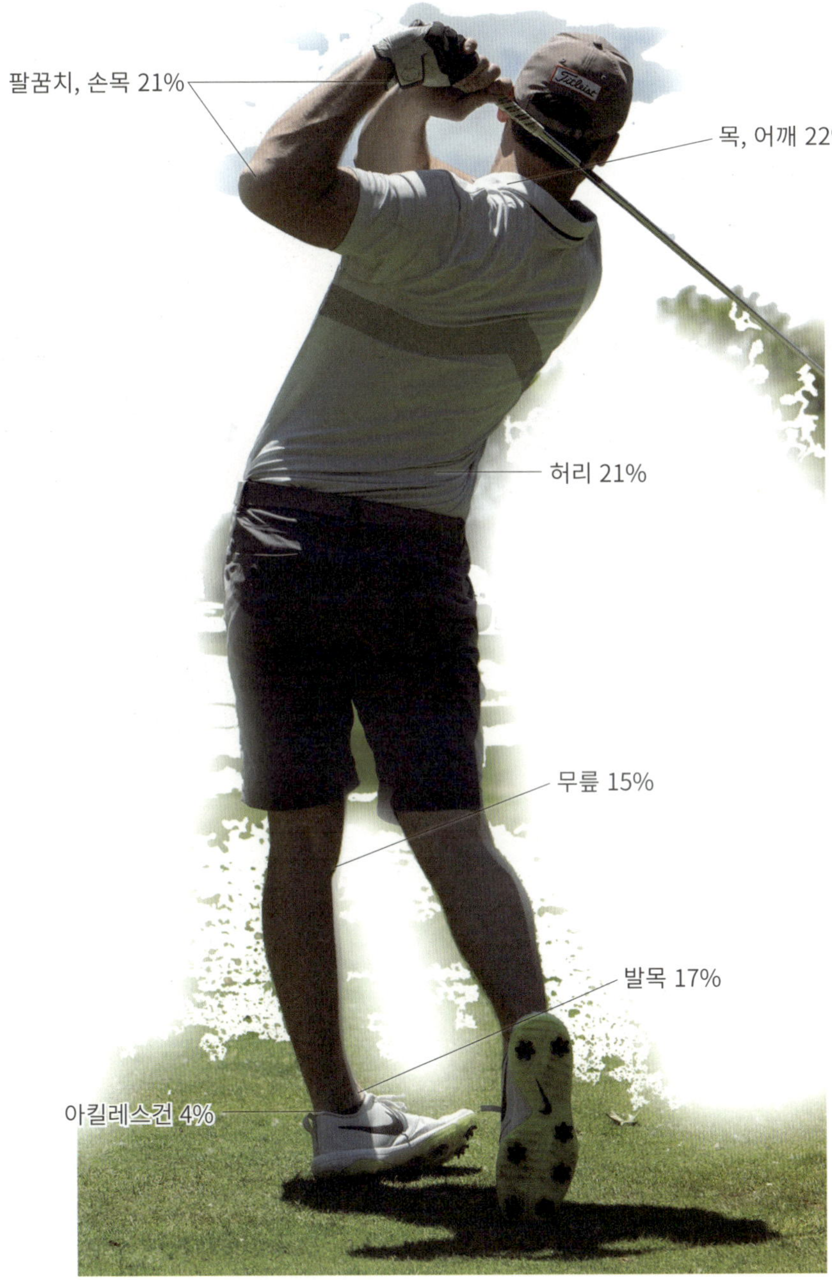
팔꿈치, 손목 21%
목, 어깨 22%
허리 21%
무릎 15%
발목 17%
아킬레스건 4%

골프로 인한 부상의 유형들

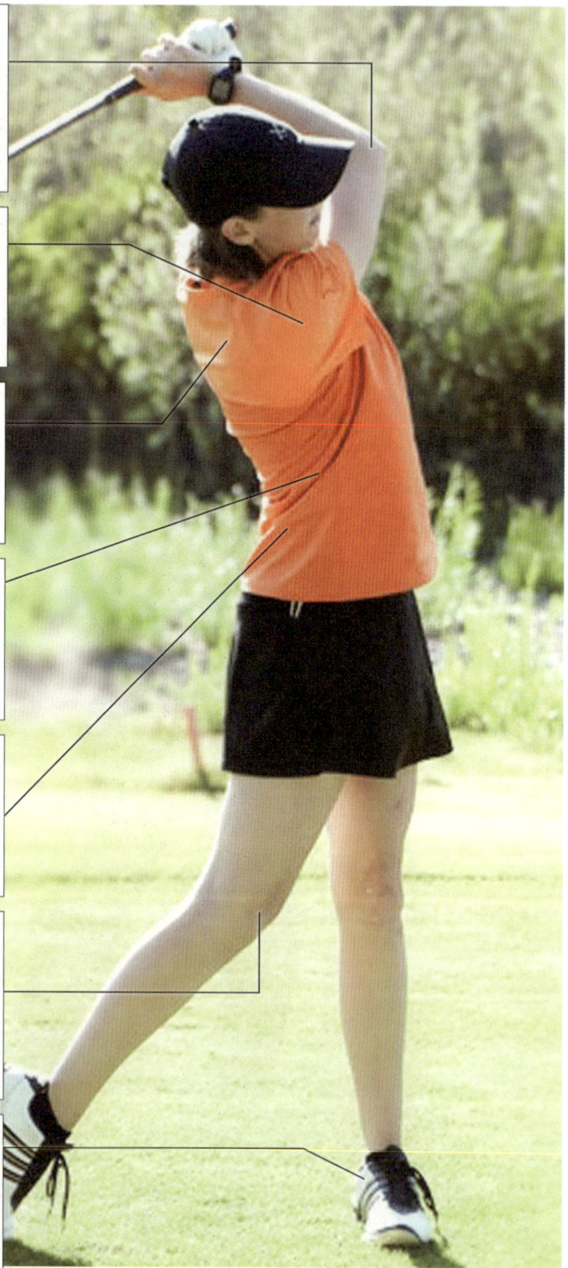

팔꿈치

- 스윙할 때 팔꿈치 안쪽이 욱신거린다
- 팔꿈치 바깥쪽 볼록한 부위가 아프다
- 팔을 굽혔다 펼 때 아프고 스윙할 때 팔을 뒤로 젖히면 통증이 생긴다
(골프엘보, 테니스엘보 등 팔꿈치관절 염증)

어깨

- 스윙할 때 관절이 뻣뻣하고 아프다
- 백스윙 시 삐끗하는 느낌이 들고 아프다
- 목 뒤를 씻기가 힘들다(어깨회전근 손상)

등

- 담이 걸린것 같고 아프다
- 어깨뼈와 척추 사이가 뜨고 숨을 쉬거나 움직일 때 통증이 온다
(척추와 어깨뼈를 연결하는 근육 손상)

옆구리

- 심호흡을 하거나 숨쉬기가 불편하다
- 물건을 들 때 통증이 오고 오래 쉬어도 통증이 계속된다
(갈비뼈 골절, 근막통증)

허리

- 스윙을 하거나 볼을 잡으려 허리를 숙일 때 아프다
- 다리가 저리고 감각이 떨어진다
(허리염좌, 디스크)

무릎

- 스윙할 때 무릎 안쪽이 아프고 경사진 곳을 내려갈 때 힘이 든다
- 퍼트라인을 읽을 때 쪼그려앉기가 불편하고 스윙 때 무릎이 아프다
(무릎 반월판 연골 손상, 골관절염 등)

발꿈치

- 아킬레스건 부위가 아프고 붓는다
- 아침에 일어나면 발이 뻣뻣하고 뒤꿈치 근처에서 둔한 통증이 온다
- 오르막길에서 통증이 심해진다
(아킬레스건 염증, 파열)

1. 통증이란?

통증은 우리 몸의 손상 시 나타내는 불쾌한 감각이다.

통증은
예리한 통증, 둔한 통증, 간헐적 통증, 지속적 통증, 박동성 통증 또는 항정성 통증으로 나타날 수 있다.

통증은 단일한 부위 또는 넓은 영역에 걸쳐 감지될 수 있다. 통증은 경미한 통증과 견딜 수 없을 만큼 심한 통증이 다양하게 나타난다.

가장 흔한 통증의 원인은 근육과 뼈대(골격) 장애이다. 그러나 노년기에 접어들면 갖가지 원인에 의해 통증을 호소한다.

2. 통증의 종류

1) 근육성 통증

❶ 근육성 통증은 주로 근막의 손상으로 발생한다

근육성 통증은 주로 근막의 손상으로 인한 근육의 땅김, 뭉침, 결림, 뻐근함, 욱신거림 등이다.

스트레스를 받거나 피로가 쌓이면 어깨가 뭉치거나 뒷골이 당기고, 담이 결리는 등의 증상이 나타난다. 목 뒤, 어깨, 등에 넓게 자리한 '승모근'은 스트레스에 잘 반응하기 때문에 '스트레스 근육'이라고도 불린다.

무리한 운동이나 부상을 입었을 때 근육에서 느껴지는 통증은 누구나 한 번쯤은 경험한다. 그러나 근육 통증의 원인이 반드시 근육에만 있는 것은 아니다. 운동, 외상, 근육의 무리한 사용 시에도 발생한다.

❷ 운동 후에 생기는 근육통(지연성 근통증)

운동을 한 뒤 24시간에서 48시간 후에 오는 근육통은 자연스러운 증상으로, 특별한 치료가 필요하지는 않다. 주로 근육을 길게 늘리고 수축시키는 편심성 수축으로 인해 발생하며, 보통 운동을 처음 시작한 사람들이 경험하게 된다.

운동으로 인한 근육통이 있을 때는 곧바로 근육 운동을 하는 것보다는 먼저 가벼운 스트레칭으로 근육을 풀어주는 것이 좋다.

가벼운 유산소 운동과 운동 후의 적절한 수분, 영양공급, 충분한 휴식이 증상 완화에 도움이 된다.

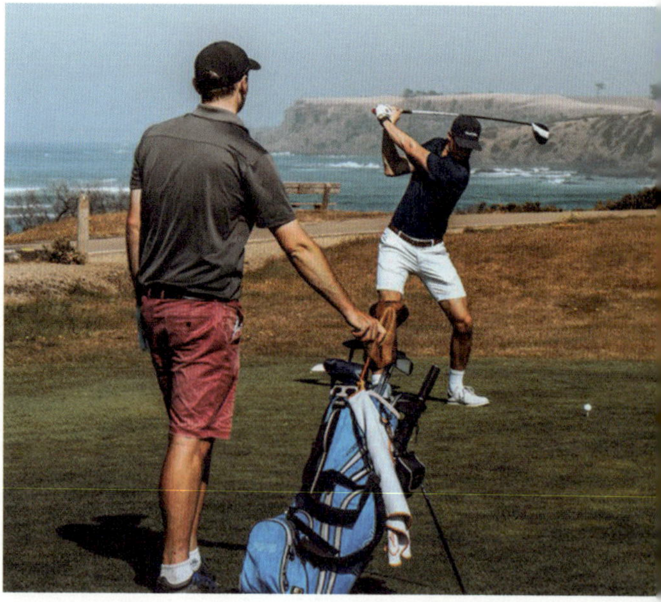

❸ 근막동통증후군

당기고 결리는 듯한 근육 통증은 근막동통증후군을 의심할 수 있다.

흔히 '근육이 뭉쳤다. 담이 걸렸다.' 등으로 표현하는 근막동

통증후군은 골퍼가 근육을 과도하게 사용하거나 나쁜 자세, 스트레스 등으로 인해 근육 또는 근육을 감싸고 있는 근막에 통증 유발점이 생기면서 통증을 느끼거나 근육이 잘 움직여지지 않는 질환이다.

무리한 근육 사용, 긴장, 스트레스로 인해 조직이 손상되거나 근육세포 내의 칼슘 농도 조절에 이상이 발생하며, 거북목, 둥근 어깨(어깨가 앞으로 굽음) 잘못된 자세, 등이 원인이다.

2) 신경성 통증

신경병성 통증은 외상, 손상, 대사성(당뇨병성 신경병증 등), 신경압박(척추협착증, 손목터널증후군) 및 선척적인 문제 등으로 발생한다.

신경성 통증은 신경의 이상으로 찌릿함, 꿈틀거림, 감전되는 느낌, 찌릿한 느낌, 욱신거리는 느낌 등이 통증으로 나타난다.

신경병증성 통증은 신경의 손상이나 비정상적 신경기능으로 인해 3개월 이상 통증이 지속되는 만성병적 통증이다. 방치할 경우 불면증, 우울증 등으로도 이어져 삶의 질을 악화시킬 수 있어 조기 진단 및 치료가 중요하다.

신경병성 통증의 증상으로는

화끈거림, 전기가 오는 것처럼 저림, 감각저하, 이상감각 등이 있다.

3) 관절성 통증

관절성 통증은 주로 관절 인대손상으로 일어나며 증상은 뼈끼리 부딪쳐서 갈리는 느낌, 삐걱거림,

특히 골프에서는 주로 손가락과 손목 통증이 생긴다.

손가락 끝부분 첫 마디에 통증이 생길 경우 골 관절염을 의심해봐야 한다. 과도한 사용이 원인으로 관절 연골에 염증이 동반하여 변형이 생길 수 있고 아침에 손가락이 뻣뻣한 느낌이 들 수 있다.

골퍼가 골프채를 휘두를 때 공보다 먼저 바닥을 치는 이른바 '뒤땅' 등 미스 샷이 반복될 경우 그 충격이 온전히 손가락과 손목으로 전해진다.

이 같은 통증은 일반적으로 힘줄을 감싸고 있는 막에 염증이 생기고 붓는 '건초염' 때문이다. 염증으로 인해 관절 주변 조직이 서로 달라붙고 힘줄이 손상된다.

처음에는 통증이 미미하지만, 심하면 그립을 잡기조차 어려워진다. 대수롭지 않게 여기고 방치하면 만성으로 이어지기도 한다.

힘줄을 둘러싸고 있는 활액막 염증(건초염) 경우 활액막(건초) 자체 또는 활액막 내부의 공간이 염증성 변화로 충혈 되고, 부종이 발생하며 염증세포가 침윤되는 상태를 건초염이라 하며, 건막염 또는 활액막염으로 부르기도 한다.

활액막 염증(건초염)은 반복적인 마찰, 건막의 부분적 파열, 류마티스성 질환, 화농성 건막염 등이 있다.건초염이 이환되어 손가락을 굽히는 데 사용하는

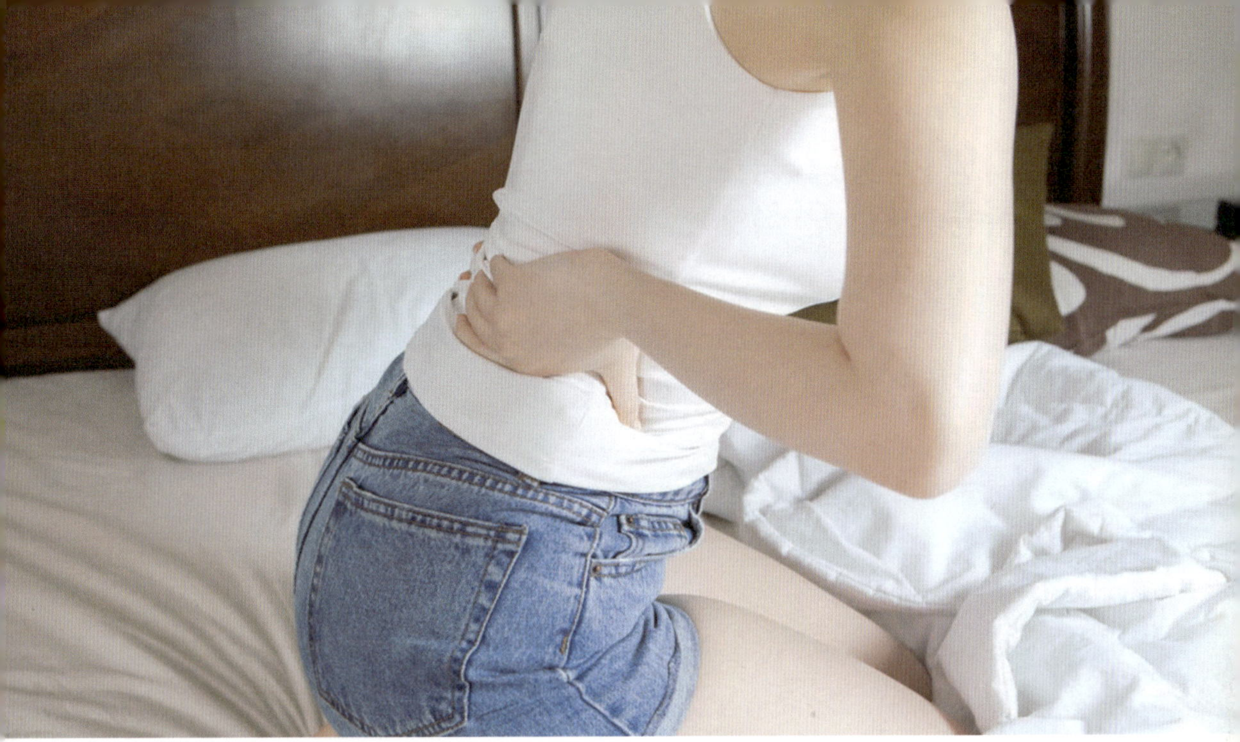

조직에 염증이 생긴 것을 방아쇠 수지(trigger finger)라고 한다.

손가락을 움직일 때마다 힘줄(건)이 병변 부위를 통과하면서 손가락을 움직일 때 통증을 유발한다.

먼저 자극이 되는 부하를 없애고 소염제 복용 및 온찜질, 파라핀 치료 등을 통해 염증을 가라앉힌다.

또, 통증 부위의 조기 스트레칭을 통해 유착을 방지해야 한다. 병원에서는 주로 스테로이드를 사용하여 치료한다.

3. 다양한 통증 경로와 통증 신호 인식

손상으로 인한 통증은 몸 전체에 퍼져 있는 특수 통증 수용체에서 감지되어, 이러한 통증 수용체들은 신경을 따라 척수를 통해 뇌에 신호를 전달한다.

통증 신호가 척수에 도달하면 이 신호는 운동 신경을 따라 통증이 원래 감지된 부위로 즉시 복귀하며 이 때, 근육은 뇌의 명령을 받지 않고도 수축됩니다.

예를 들면, 우리 몸에 뜨거운 물체가 닿으면 즉시 그 물체에서 몸을 떼는 반응을 보인다. 이것은 뇌에 신호를 전달하기 전에 인체가 반응하는 것으로 이것을 반사궁이라고 한다.

이러한 신호가 뇌에 전달될 때, 뇌가 통증 신호를 인식하여 통증을 인지하게 된다.

통증 수용체와 그것의 신경 경로들은 신체 부위마다 차이가 있다. 이러한 이유 때문에 통증 감각은 손상의 유형 및 위치에 따라 차이가 있습니다.

예를 들면, 피부 속에 존재하는 통증 수용체들은 그 수가 많을 뿐만 아니라, 어떤 손상이 발생한 지점 및 손상을 일으킨 원인 물질이 예리한지(예: 칼에 베인 상처) 아니면 둔한지 여부(예: 압력, 열, 추위 또는 가려움)를 포함해 정확한 정보를 전달할 수 있는 것이 특징이다.

반사궁은 무릎 반사와 같은 신경 반사가 따라가는 경로이다.

❶ 무릎을 두드리면 감각 수용체가 자극되어 신경 신호가 발생한다. 이 신호는 신경을 따라 척수까지 이동한다. 이 신호는 척수에 감각 신경부터 운동 신경까지 전송된다.

❷ 운동 신경은 허벅지에 있는 근육에 신호를 다시 전송하면, 근육이 수축하여 다리가 위로 움직인다.

❸ 모든 반사가 뇌와 관계없이 발생한다. 즉 반사궁은 뇌와 직접 연결되지 않는다.

4. 연관 통증이란 무엇인가?

몸의 한 부위에서 감지된 통증은 몸의 다른 부위와 연관될 수 있다. 예를 들면, 심장연관통으로 인해 발생한 통증은 마치 팔에서 발생한 통증처럼 느껴질 수 있다. 그것은 심장과 팔의 통증을 느끼는 것은 척수 내 동일한 신경 경로에 수렴되기 때문이다..

연관 통증이 나타나는 이유는 우리 몸의 몇몇 부위로부터 발생한 신호들이 척수 및 뇌에 있는 동일한 신경 경로를 통과하기 때문이다.

예를 들면, 심장연관통으로 인해 발생한 통증은 목, 턱, 팔 또는 복부에서 느껴질 수 있다. 담낭 발작으로 인해 발생한 통증은 어깨 뒤쪽에서 느껴질 수 있다.

5. 급성 통증과 만성 통증의 특징

통증은 급성 또는 만성으로 나타날 수 있다.

급성 통증은 갑자기 나타나기 시작하며 대체로 오래 지속되지 않는다(며칠, 몇 주, 또는 몇 개월). 만성 통증은 지속(수개월 또는 수년간) 된다.

중증의 급성 통증은 불안, 빠른 심박수, 호흡률 증가, 혈압 상승, 땀 흘림 및 동공 확장 등을 유발할 수 있다.

대체로 만성 통증은 급성 통증과는 다르게 대체적으로 우울증, 수면 방해, 기력 감퇴, 체중 감소, 성욕 감퇴, 식욕 부진 등이 발생한다.

6. 유형에 따른 통증의 원인

1) 침해성 통증

통증 수용체의 자극에 기인하며, 주로 통증은 몸의 조직 손상으로 인해 발생한다. 대부분의 통증, 특히 급성 통증은 침해성 통증이다.

2) 신경병성 통증

뇌 또는 척수(중추신경계)나 뇌 및 척수 말초 신경계의 손상 및 기능장애에 의해 통증은 척추의 종양 또는 파열된 디스크탈출 등으로 인해 발생할 수 있다.

7. 골프 통증 환자가 늘어난 이유

최근 코로나 19의 여파로 골프는 오히려 인기가 높아진 스포츠가 되어 2019년 보다 골프 인구가 10% 이상 늘었다고 보고된다.

특히 중장년의 전유물 같던 골프가 대중적 스포츠로 발전하였다. 이것은 연예인들이 골프를 주제로 한 프로그램이 재미와 함께 고급스러운 스포츠로 인식되면서 MZ 세대의 참여가 골프 인구 증가의 큰 비중을 차지하게 되었다.

골프가 젊은 세대에게 도전의식을 자극하게 된 것이다.

골프를 즐기는 인구가 늘면서 운동부족 또는 평소 잘 쓰지 않았던 근육과 관절들을 과도하게 쓰게 되면서 골프통증 환자가 급격히 늘어나게 되었다.

8. MZ 세대가 주의해야 할 골프 통증

코로나바이러스 감염증(코로나19) 확산에도 불구하고 2030 세대를 일컫는 'MZ 세대'에서 골프가 인기를 끌고 있다. 전체 골프 인구 515만명 가운데 115만명(22.3%)에 달한다. 이들은 코로나19 사태로 해외여행이 어려워지자 골프로 눈을 돌린 것이다.

골프에 입문하는 MZ 세대 '골린이(골프+어린이의 신조어)'가 늘어나면서 덩달아 스포츠 통증 환자도 늘어나는 추세다.

특히 골프에서는 주로 손가락과 손목 통증이 생긴다. 골프채를 휘두르는 운동이라서 공보다 먼저 바닥을 치는 이른바 '뒤땅' 등 미스 샷이 반복될 경우 그 충격이 온전히 손가락과 손목으로 전해진다.

이 같은 통증은 일반적으로 힘줄을 감싸고 있는 막에 염증이 생기고 붓는 '건초염' 때문이다. 염증으로 인해 관절 주변 조직이 서로 달라붙고 힘줄이 손상된다. 처음에는 통증이 미미하지만, 심하면 그립을 잡기조차 어려워진다. 대수롭지 않게 여기고 방치하면 만성으로 이어지기도 한다.

잘못된 스윙으로 인한 '골프 엘보'도 주의해야 한다.

골프를 치는 중간에 통증이 오면 운동을 중단하고 얼음찜질과 마사지를 해주면 좋다.

3

골퍼의
몸 부위별
통증과 치료

01 골퍼의 허리통증

골퍼의 회전운동에 대한 기본지식

골프는 걷는 유산소운동과 클럽을 휘두르며 근력을 강화하는 근력운동이 결합된 스포츠이기 때문에 허리, 손목, 팔꿈치, 어깨, 목, 무릎, 발목에 이르기까지 여러 곳에 부상을 입을 수 있는데 특히 허리부상의 위험이 가장 높다.

골프는 몸 전체의 구조에서 볼 때 등뼈(흉추) 회전이 중요한 운동으로 스윙을 날릴 때 마지막 동작까지 전신을 이용한 큰 회전력이 요구되기 때문에, 앞뒤, 좌우로 움직일 때보다 회전할 때 허리디스크에 강한 힘이 전달되어 허리디스크 질환이 유발할 수 있다.

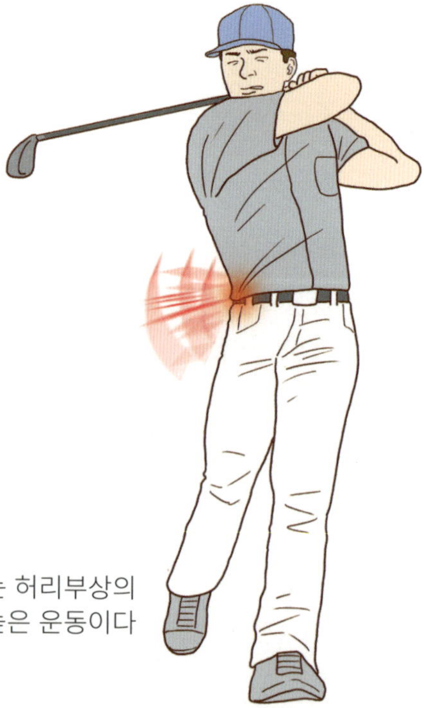

골프는 허리부상의 위험이 높은 운동이다

골퍼는 기본적으로 준비운동을 충분히 해야 한다

특히 골프 시작한지 얼마 되지 않은 사람이 평소 사용하지 않던 근육을 과다하게 사용하거나, 준비운동으로 몸을 충분히 풀어주지 않고, 근육이 굳어있는 상태에서 무리하게 스윙을 할 때 허리에 무리가 생기게 된다.

또한 골프는 척추를 좌우로 비트는 부자연스러운 동작의 연속인 운동이어서 허리의 만성적 통증을 유발하기가 쉽다.

골프는 스윙 시 한쪽 방향으로만 그것도 큰 힘을 들여 허리를 쓰는 운동으로, 골프의 황제 타이거 우즈도 허리디스크 수술을 몇 차례나 받았다.

그러므로 골퍼들은 특히 허리디스크가 발생하지 못하도록 특별히 조심해야 한다.

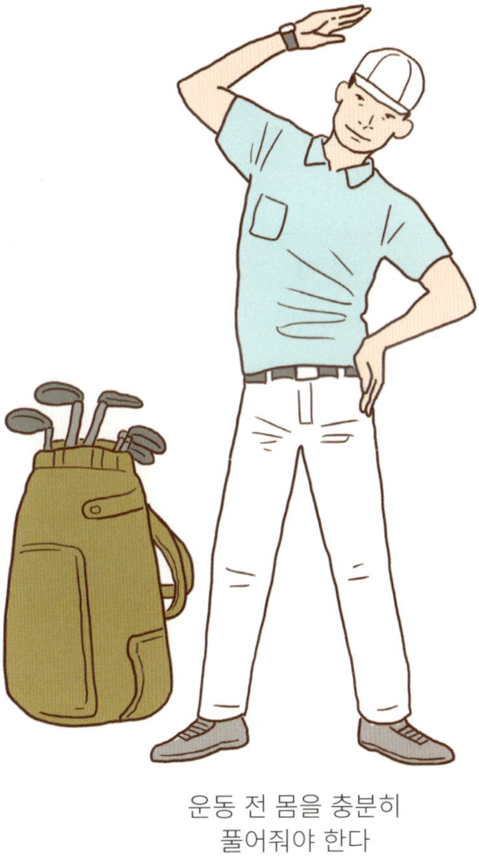

운동 전 몸을 충분히
풀어줘야 한다

1-1. 모든 허리통증 치료 대표 혈

❶ 요양관 혈

혈자리: 엎드려서 좌우엉덩뼈(장골) 의쪽을 이은 선의 중간 아래 움푹 들어간 부위이다. 제4 허리뼈(요추)와 제5허리뼈극돌기의 중간에 살짝 들어간 부위이다.

질환: 허리통증(요통), 좌골신경통, 추간판헤르니(디스크) 등을 치료한다.

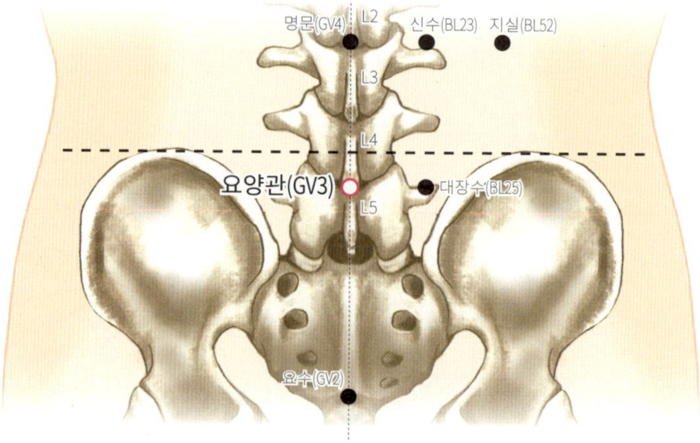

❷ 곤륜 혈

혈자리: 바깥쪽 복사뼈와 아킬레스건과의 중간에 오목하게 들어간 부위이다.

질환: 발목관절(족관절)염좌, 좌골신경통, 갑상선종대 등이다.

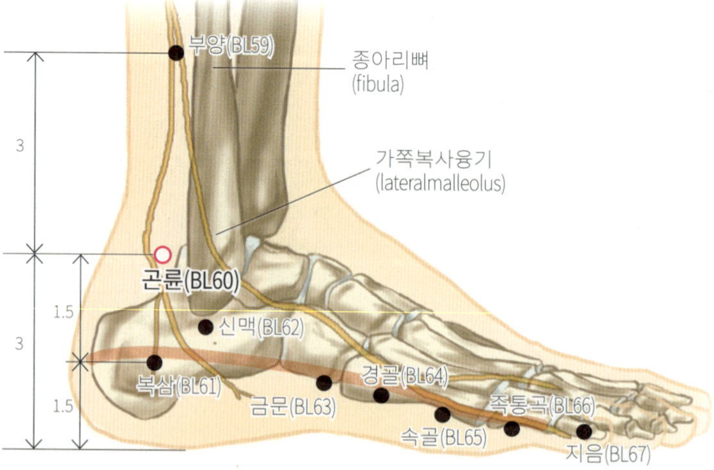

1-2. 엉치엉덩관절(천장관절)증후군

1) 의학적 소견

엉치엉덩관절(천장관절)에서 발생하는 통증은 환자가 불편한 자세에서 관절에 긴장을 주거나, 인대에 연부조직을 지지하며 일어선 후 주로 발생한다.

엉치엉덩관절 증후군은 관절연골이 손상받기 쉬운 환경에서 발생할 수 있다.

2) 통증의 원인

엉치엉덩관절 증후군은 관절 주변 인대의 손상으로 허리와 엉덩이 주변으로 통증 및 연관통이 나타나는 질환이다.

엉치엉덩관절은 골반에서 엉치뼈(천골)와 엉덩이뼈(장골)가 만나는 부위로, 이 관절을 지지해주는 인대가 약화되거나 손상되면 엉치엉덩관절 증후군이 나타나게 된다.

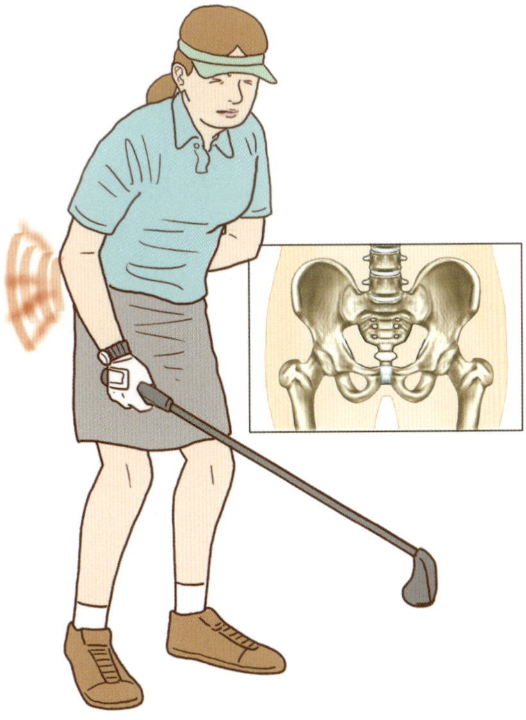

3) 통증의 여러 가지 형태

허리 통증과 엉치엉덩관절 주변의 통증이 나타나고 굽히거나 펴는 동작이 어렵다. 심하면 사타구니, 엉덩관절의 튀어나온 부분, 넓적다리(대퇴) 뒤쪽을 지나 종아리와 발가락까지 연관통을 호소한다.

4) 병원에서의 엉치엉덩관절(천장관절) 치료

초기 치료는 비스테로이드성 항 염증제 또는 COX-2 억제제와 물리치료의 병합 치료로 시작한다. 이 치료에 효과가 적으면 국소마취제와 스테로이드를 주사요법을 적용한다.

*** 주사요법의 부작용과 주의점:** 주사요법에 가장 주요한 부작용은 감염이다.

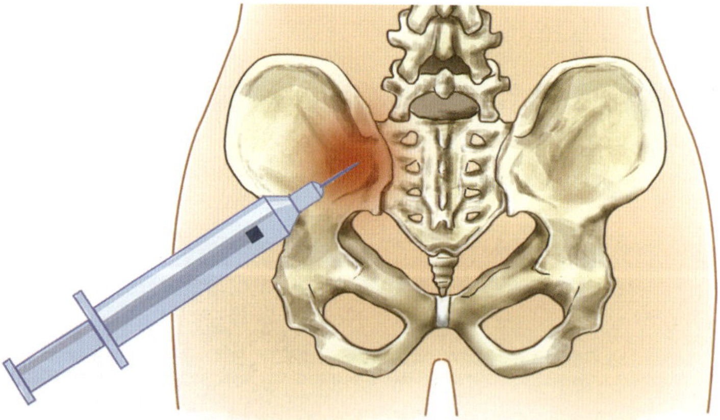

주사요법의 중요한 부작용은 감염이다

*** 골퍼의 허리통증, 엉치엉덩관절(천장관절)증후군의 치유방법은 한국골프통증협회에 문의한다.**

5) 한의학의 엉치엉덩관절(천장관절) 증후군 치료의 핵심 경혈

* 요양관 혈과 곤륜 혈은 기본적으로 적용한다(1-1,참조).

❶ 대장수 혈

제4, 제5요추 극상돌기 사이에서 양 옆으로 각각 2치 되는 곳이다. 요양관 양쪽 각 1촌 5푼에 위치한다.

좌골신경통, 자궁내막염, 대하증, 복부 팽만, 설사, 변비, 소장병과 소화 장애등에 명혈이다.

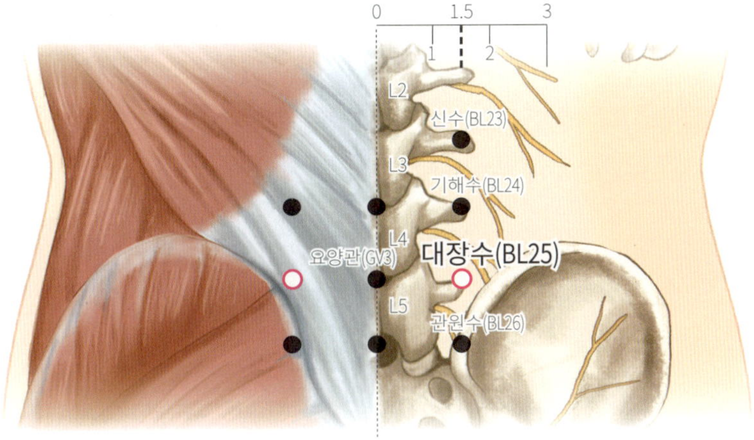

❷ 관원수 혈

5 번째 허리척추뼈 가시돌기(극돌기) 아래 양쪽 각 1촌 5푼에 위치.

요통, 소장염, 대장염, 빈혈, 방광 신경증, 요실금 등에 명혈이다.

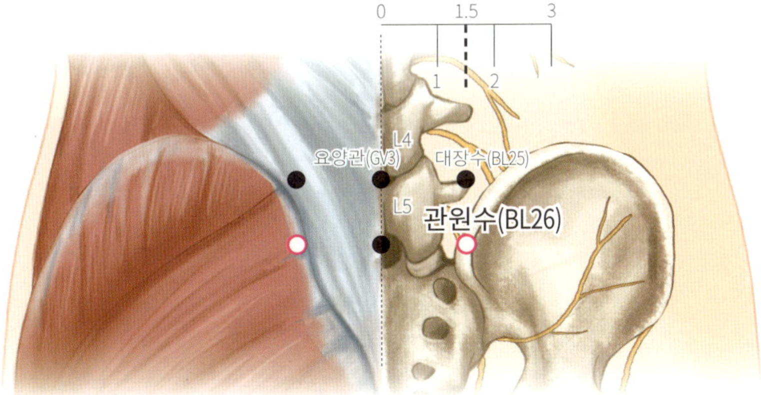

❸ 그 외 혈: 상료, 차료, 중료, 하료 등

02 골퍼의 등 통증

갈비뼈 골절과 염좌의 기본지식

갈비뼈(늑골)을 지지하는 갈비사이근육(늑간근육), 인대에 발생하는 손상이다.

갈비뼈 골절이나 염좌는 골프를 칠 때 상체를 과도하게 비틀거나, 과로로 피곤한 상태일 때 무리하게 사용할 때 잘 생긴다.

1) 의학적 소견

가슴통증(흉통)으로 고생하는 대다수 환자들은 늑골흉골관절통으로 인한 것이다. 원인은 관절의 과다사용이나 잘못된 사용에 의한 염증, 외상에 이은 가속이나 감속 손상 등이 있다.

심한 외상을 받으면 관절은 탈구 혹은 아탈구가 될 수 있다.

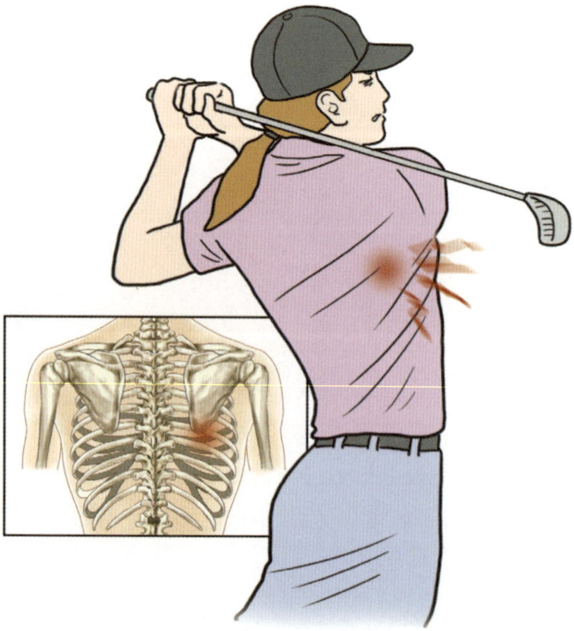

2) 통증의 여러 가지 형태

가슴, 옆구리, 등에 통증이 생긴다. 특별히 붓거나 고열이 나는 경우는 적기 때문에 대부분의 골퍼들은 단순한 근육통으로 생각한다.

그러나 기침하거나 무거운 것을 들 때 통증이 심해지거나 통증 부위가 움푹 들어간 느낌이 들면 골절로 의심해 보아야 한다.

염좌가 생긴 부위의 통증, 갈비뼈를 따라 생기는 통증, 압통이 발생하며 심호흡, 기침, 흉곽의 움직임에 의해서 심해지는 양상의 통증이 발생한다.

3) 통증의 원인

갈비뼈(늑골)을 지지하는 근육과 인대에 과도한 힘이 가해져서 손상 (찢어짐, 과다신전)이 발생하는 것으로, 외상이나 과도한 운동, 올바르지 않은 자세 등이 원인이 될 수 있다.

* 호흡곤란이나 고열이 동반되면 병원에서 검진을 받도록 한다.

호흡곤란이나 고열이 동반되면 갈비뼈의 부러진 부분이 폐를 찔러 기흉, 혈흉 등이 생길 수 있기 때문에 바로 병원에서 검진을 받도록 한다.

일반적인 갈비 염좌는 보통 오른쪽 날개뼈 아래쪽에 통증이 생기며 이 때문에 기침을 할 때도 아프고, 일어날 때도 아프고, 자려고 누울 때도 통증이 발생한다.

통상 갈비뼈에 실금이 가거나 근육 염좌로 인한 통증이 시작되면 골프를 쉬면서 적당한 처치를 해야 한다.

4) 병원의 가슴통증 치료

NSAID, COX-2 inhibitors 억제제를 병용한다. 국소적으로 물리치료, 냉온 찜질도 도움될 수 있다.

*** 주사요법의 부작용과 주의점:** 주사요법과 가장 주요한 부작용은 감염이다. anrbswr 수술이 이루어지지 않았을 때 감염이 생길 수 있다.

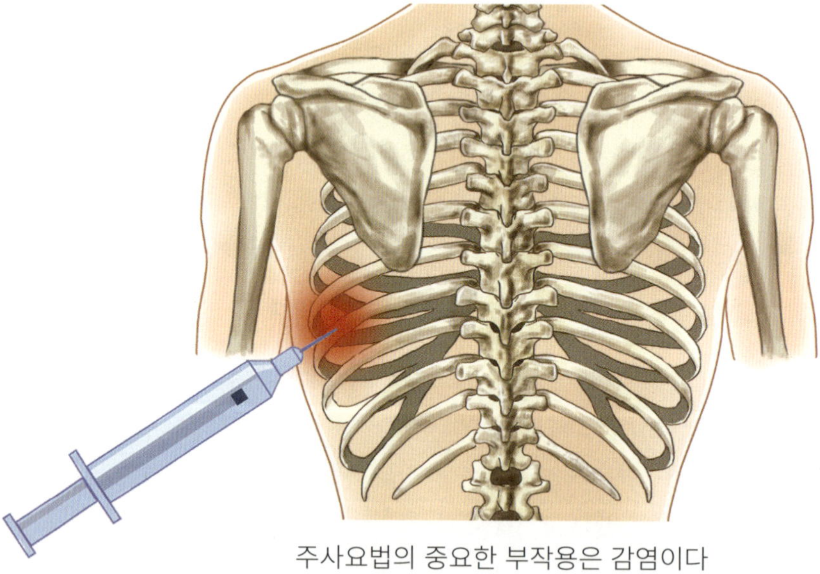

주사요법의 중요한 부작용은 감염이다

*** 골퍼 등통증의 치유방법은 한국골프통증협회에 문의한다.**

5) 한의학의 가슴(갈비뼈)통증 치료 핵심 혈

❶ 외관 혈

혈자리: 손바닥을 위로하여 손목횡문 정중앙의 위쪽으로 2촌 지점이다.

질환: 가슴통증, 풍습성심장병, 협심증, 갑상선기능항진증 등을 치료한다.

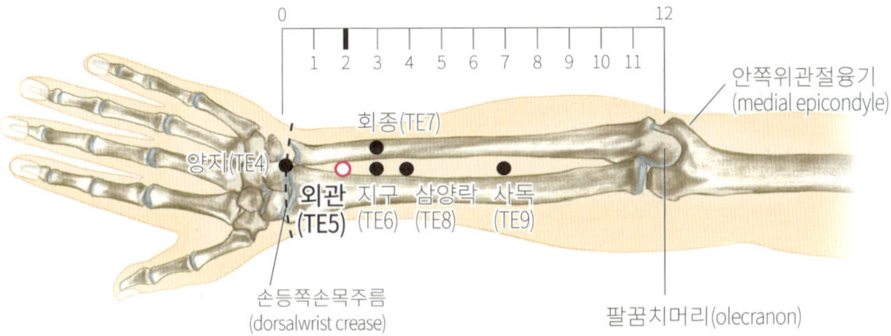

❷ 양릉천 혈

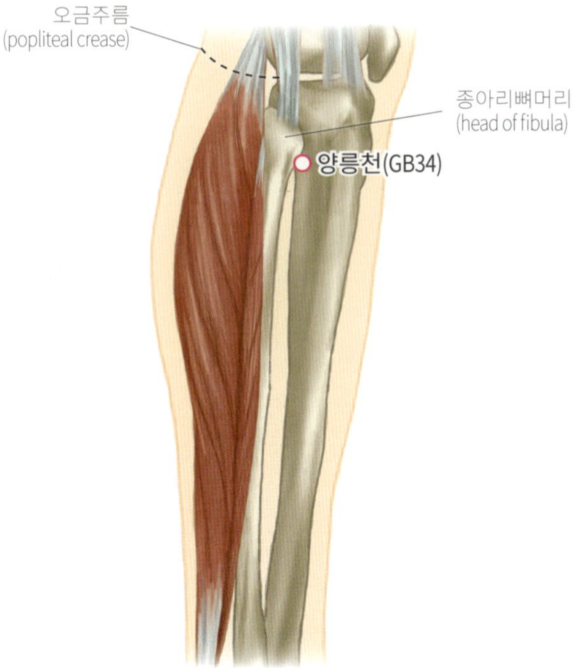

❸ 그 외: 지구 혈, 구허 혈, 노궁 혈 등

03 골퍼의 목통증

골퍼의 목통증 근육의 기본 지식

프로 골퍼들도 경기 중에 좌측 목과 어깨의 통증을 호소하면서 경기를 중단하는 경우가 있을 만큼 목통증은 흔하게 일어나는 질병중의 하나다.

골프 스윙이 보통 오른손잡이의 경우 우에서 좌로 진행되기 때문에 좌측 팔과 어깨로 회전을 리드하게 된다.

그래서 좌측 목주변의 근육들(등세모근 /승모근, 어깨올림근 /견갑거근, 큰마름근 /대능형근 등)을 많이 사용하기 때문에 근육의 경직이 많이 발생하게 된다.

또한 어드레스 자세에서도 좌측 어깨가 우측보다 높아서 좌측 목과 어깨주변의 근육들이 긴장하기 쉽다.

1) 의학적 소견

목 통증으로 구성된 증상의 집합체이다. 두통은 종종 목 염좌(경부 염좌)의 증상과 동반된다. 승모근이 종종 이완되어 목의 운동 범위가 제한된다.

목 염좌(경부 염좌)는 일반적으로 경추와 연관된 연부조직의 손상이다. 경추염좌는 경추 디스크의 파열이나 손상이 없이 건이나 근육, 인대 손상으로 통증이 생기는 질환을 말한다.

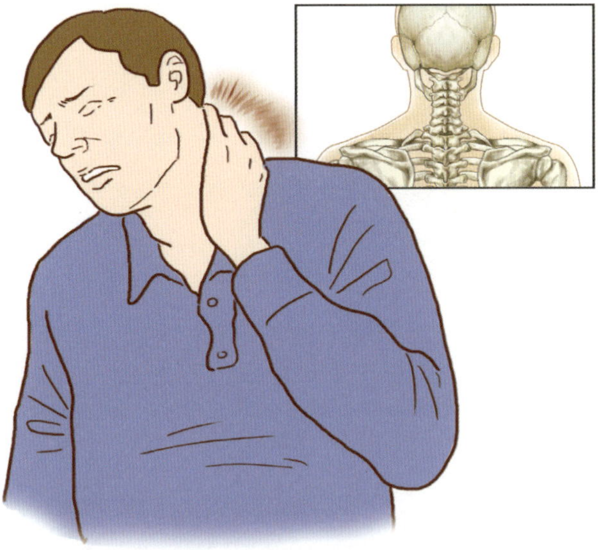

2) 통증의 여러 가지 형태

목 통증의 특징은 목(경추) 염좌이다.

경추(목) 염좌는 목을 움직일 때 심한 통증이 나타난다. 편안한 자세를 유지하더라도 목 주위에 통증이 타나기도 한다.

염좌는 근육과 인대 손상으로 발생하며, 이학적 검사나 X선 검사로는 목 디스크(경추 추간판 탈출증)와 구분하기 힘들기 때문에 병원에서의 진료가 필요하다.

원인경추염좌는 급성과 만성으로 구분한다.

- 급성 경추염좌는 스포츠 외상, 자동차 사고, 낙상, 머리와 목이 갑자기 뒤로 젖혀질 때 발생한다.
- 만성 경추염좌는 장기간 잘못된 자세로 잠을 자거나 반복적으로 목 부위에 좌상(외부 상처가 없이 내부조직이나 장기가 손상을 받은 상태)을 입었을 때 발생한다.

3) 통증의 원인

일반적인 목통증의 원인은 컴퓨터, 운전 등 수많은 직업에서 목과 어깨를 과도하게 사용하여 생긴다. 그러나 골퍼, 싸이클 등 여러 종목의 운동선수들은 목과 어깨에 무리한 힘을 반복적으로 가함으로써 발생한다.

4) 병원의 목(경추)통증 치료

비스테로이드성 항염증제와 근이완제, 그리고 온찜질과 물리치료가 합리적인 치료법이다.

증상 완화를 위해 국소마취제, 스테로이드를 사용한 주사요법은 목 염좌 치료에 효과적이다.

*** 주사요법의 부작용과 주의점:** 척추 동맥내로 국소 마취제 소량의 주사시 경련을 야기 시킬 수 있다. 많은 환자들은 일시적으로 두통과 목통증을 호소한다.

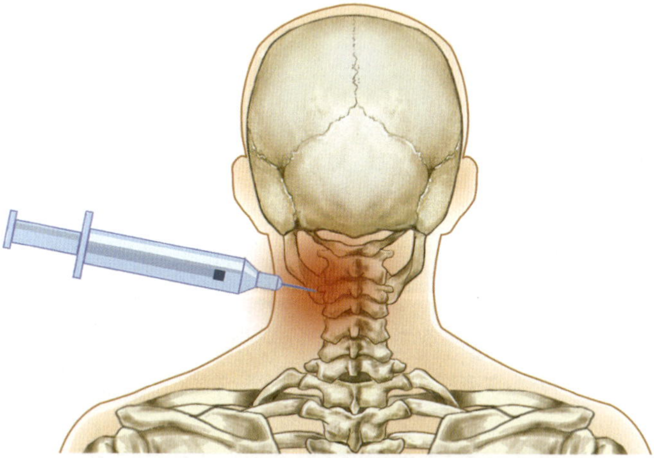

마취제 주사 시 경련을 야기시킬 수 있다

*** 골퍼 목통증의 치유방법은 한국골프통증협회에 문의한다.**

5) 한의학의 목(경추)통증 치료 핵심 혈

❶ 견정 혈

견정혈은 목을 앞으로 구부렸을 때 목 뒤에 제일 돌출된 뼈(목뼈 7번) 바로 살짝 들어간(함몰) 부위에서 어깨 끝 견봉을 이은 선의 중앙 부위이다.

견정혈은 어깨통증, 목통증, 편마비의 명혈이다.

견정혈에 연계된 중요 근육은 등세모근(승모근), 마름근(능형근), 어깨올림근(견갑거근)이다.

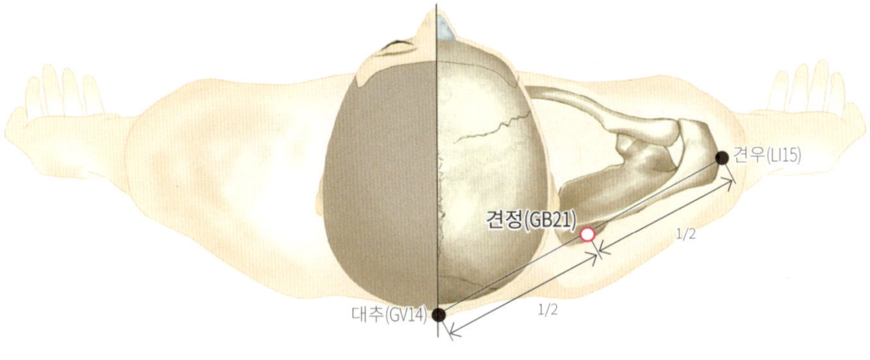

❷ 대추 혈

대추혈은 목을 앞으로 구부렸을 때 목 뒤에 제일 돌출된 뼈(목뼈 7번) 바로 아래 살짝 들어간(함몰) 부위이다.

- 대추혈은 목에 위치하므로 머리와 목통증 개선, 그리고 목통증이나 베개를 잘못 베고 자서 야기된 통증에 효과가 있다.
- 대추혈은 흉쇄유돌근(목빗근), 어깨올림근(견갑거근), 등세모근(승모근)을 다스리며 목 근육 통증의 명혈이다.
- 대추혈은 양기를 소통시켜 혈액 순환을 촉진해 열을 내리는데 도움을 준다.

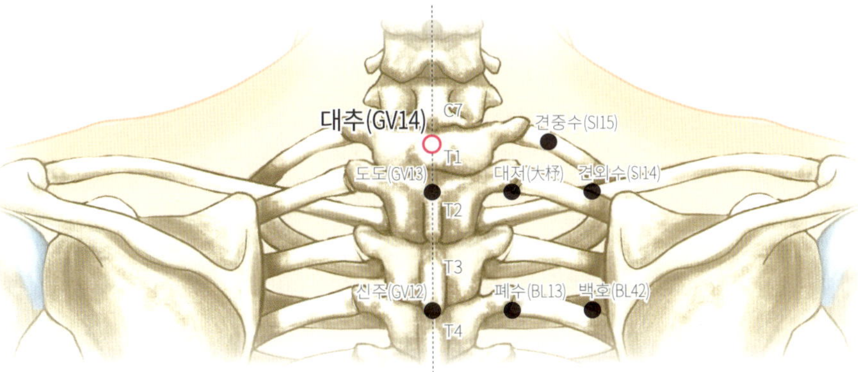

목, 어깨 통증에 핵심 근육

• **승모근**

근육 전체가 수축하면 어깨뼈를 안쪽으로 끌어 당기고(내전), 상부의 근육이 작용하면 어깨뼈를 끌어 올리며, 아래의 근육은 끌어내린다.어깨가 쑤시는 것은 이 근육이 피로할 때 발생한다.

• **마름근**(능형근)

마름근(능형근)은 어깨뼈와 연결된 마름모 모양의 근육이다. 등 상부의 양쪽에 있다.
큰마름근과 작은마름근이 있다. 위에 있는 것이 작은마름근이다.
- 어깨뼈를 내전(모음)하는 동시에 아래방향으로 회전한다.
- 어깨뼈를 위안쪽으로 당김
- 어깨뼈를 지탱한다.

• **어깨올림근**(견갑거근)

어깨뼈를 들어 올리는 근육이다.
어깨올림근은 등과 목 옆에 위치한 뼈대근육이다.
어깨올림근에는 등쪽어깨동맥이 혈액을 공급한다.
척추가 고정되면 어깨올림근은 어깨뼈를 올리고 어깨뼈 아래뿔을 내회전(medial rotation) 시킨다. 어깨뼈의 아래로의 회전을 수행하기도 한다.

목 통증 예방

기본적으로 스트레칭과 어깨 돌리기, 목 돌리기를 통한 어깨와 목 근육의 워밍업이 목 통증과 목 디스크를 예방할 수 있는 가장 쉬운 방법이다.

목 통증 예방을 위한 골퍼의 근육 긴장 해소

퍼팅이나 어드레스에서 고개를 푹 숙이지 않고, 머리를 살포시 들어 공을 내려 보며 부드러운 스윙을 해야 하는 것이 기본이다. 또한 한 홀마다 한 번씩은 꼭 목 스트레칭을 해주어 근육의 긴장을 풀어 주어야 한다.

골프를 칠 때 서로 경쟁이 가열되어 더욱 멀리 치려는 욕심에 잔뜩 힘을 주고 스윙을 하면, 이 때 하체보다 상체에 힘이 더 많이 들어가게 되어 등 부위의 날개뼈를 포함한 목통증이 발생할 위험이 높아진다.

상체에 힘을 지나치게 많이 주면 과도한 긴장이 나타나게 되면서 주변 근육에 무리가 가게 된다.

또한 헤드업 자세는 강하게 타격을 하면서 고개를 위로 들기 때문에 목의 특정 부위에 충격이 오게 되어 목통증을 유발하기가 쉽다.

목뼈와 연관된 척추뼈

우리 몸의 척추뼈는 목뼈(경추) 7개, 등뼈 12개, 허리뼈 5개, 엉덩이뼈(천추) 5개, 꼬리뼈 4개로 구성돼 있다.

특히 목뼈는 무거운 머리를 지탱하며, 목의 운동성을 갖는 중요한 역할을 한다. 평소 퍼팅 연습을 장시간 반복적으로 하는 경우, 스윙을 할 때 목을 앞으로 내밀거나 지나치게 숙이는 자세는 목 통증의 주된 원인이 된다.

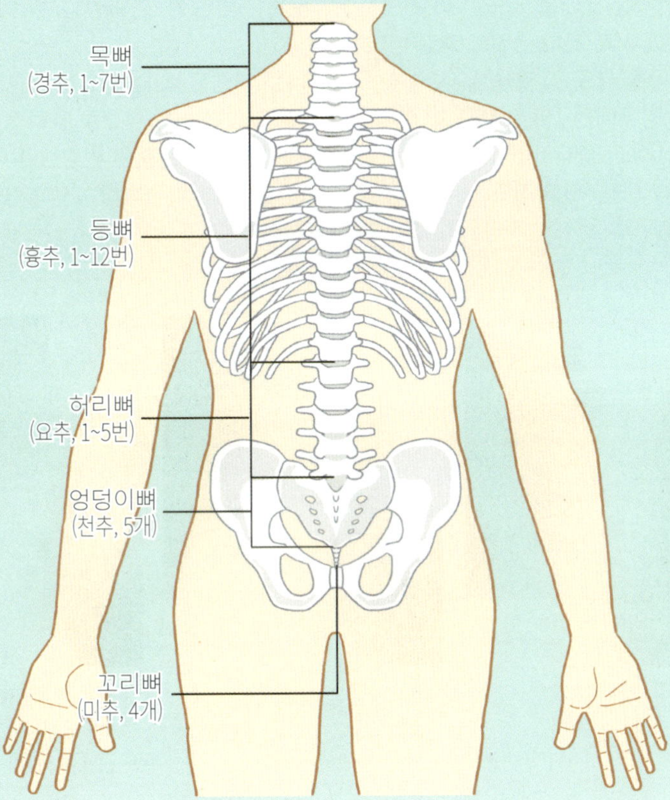

거북목과 일자목

거북목과 일자목은 목의 부드러운 커브가 사라지고 목이 직선처럼 뻣뻣하게 서는데, 이 상태에서 준비운동 없이 갑자기 골프를 치면 목이 앞으로 나가며 회전이 잘 안 되는 상황이 만들어진다.

이때 순간적으로 심한 통증이 생기기도 하고, 특히 장년층 골퍼의 경우에는 퇴행성 변화까지 결합되어 손과 팔이 저리고 감각이 둔해지는 목 디스크 증상이 나타나기도 한다. 고개를 숙여야 하는 퍼팅 동작도 긴장과 목 통증의 원인이다.

선수들의 경우에는 과도한 퍼팅 연습 후 목 통증이 생겨 오히려 경기력이 떨어지고 아예 대회에 서지 못하는 일도 종종 벌어진다.

대개 목을 15도 정도 숙일 때 경추에 가해지는 하중은 12kg 정도다. 하지만 이 각도가 30도일 경우에는 18kg, 45도일 경우는 22kg의 압력이 느는 것으로 알려져 있다.

일반인 보기 플레이어가 라운딩 한 번을 끝내려면 고개를 숙인 긴장된 상태에서 적어도 퍼팅과 스윙을 90회 정도 해야 한다. 연습 스윙과 연습 퍼팅까지 포함하면 서너 시간 동안 고개를 푹 숙이고 다닌다고 해도 과언이 아니다.

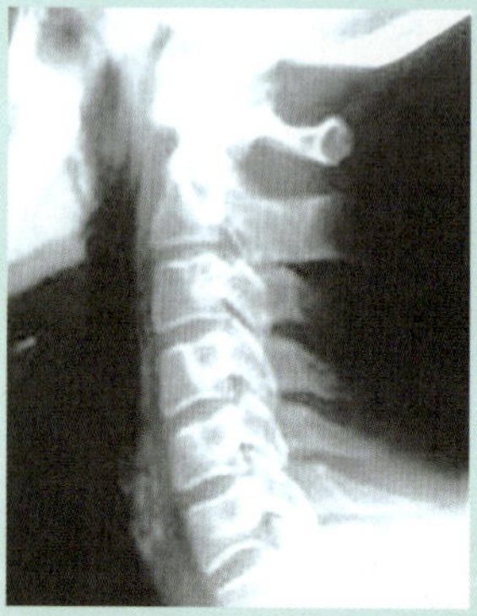

건강한 목뼈

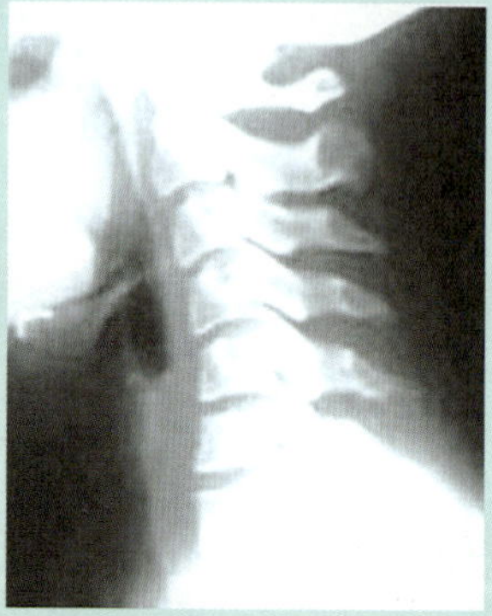

일자목

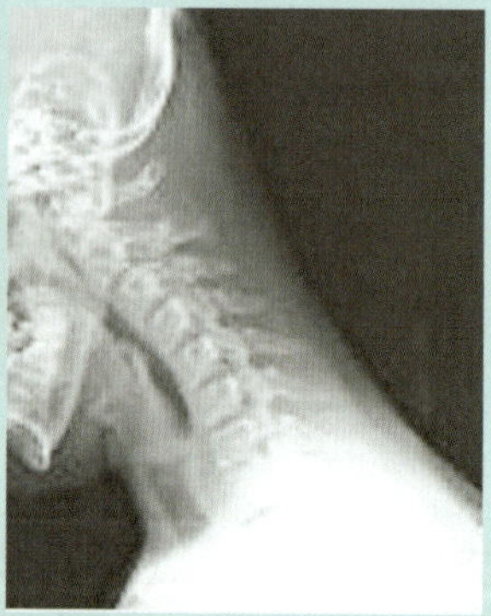

거북목

04 골퍼들의 어깨 통증

골퍼의 돌림근(회전근) 파열 기본 지식

50대 전후 골프 연령층에서 가장 많이 발생하는 질환 중 하나가 '파열'이다.

돌림근은 어깨를 회전할 수 있게 하는 4가지 근육(견갑하근, 극상근, 극하근, 소원근)과 힘줄을 합친 것을 말한다.

* 최근에는 골프를 즐기는 인구가 증가하면서 스포츠 외상에 따른 파열이 늘고 있다.

* 어깨 근육 및 힘줄이 손상된 돌림근띠 파열인지 모르고 운동을 지속하거나 방치하면 증상이 악화해서 전문적이 치료가 필요해진다.

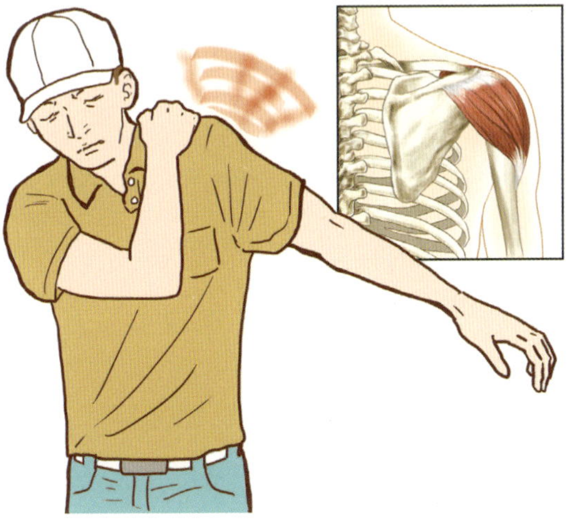

1) 의학적 소견

돌림근(회전근)은 어깨뼈(견갑골)에서 시작하여 위팔뼈(상완골) 위쪽 부분에 붙는 가시위근(극상근), 가시아래근(극하근), 어깨밑근(견갑하근), 작은원근(소원근)을 말한다.

회전근개 파열은 보통 만성적인 통증을 유발한다. 50세 이상의 연령층에서 퇴행성 변화에 따라 자연적으로 파열되는 경우가 흔하나 최근에는 스포츠 활동인구가 증가함에 따라 스포츠 외상으로 인한 파열도 종종 발생하고 있다.

가시위근은 팔을 벌리는 기능을 하고 가시아래근과 작은원근(소원근)은 팔을 바깥쪽으로 돌리는 기능을 하며, 어깨밑근(견갑하근)은 팔을 안쪽으로 돌리는 기능을 한다. 돌림근(회전근)은 팔을 움직이는 역할을 할 뿐 아니라 어깨관절을 안정적으로 유지시켜 주는 역할도 한다.

2) 통증의 원인

회전근개 손상은 다양한 원인에 의해 발생한다. 주된 원인으로는 퇴행성 건염이나 혈관의 감소로 힘줄의 구조가 약화된 상태에서 가벼운 외상, 사소한 움직임에 의한 회전근개 파열, 교통사고 등의 심각한 외상에 의해서 발생하기도 한다.

① 돌림근띠(회전근개) 근육이나 힘줄의 퇴행성 변화.
② 어깨 관절과 회전근개 힘줄 사이 활막의 자극 및 염증.
③ 외상 및 무리한 운동 등으로 발생한다.

3) 통증의 여러 가지 형태

돌림근띠(회전근개) 파열로 발생하는 주요 증상은 만성적인 어깨 통증이다.

돌림근띠 파열은 오십견, 석회성 건염과 함께 어깨 통증을 유발하는 주요 질환이다.

주로 팔을 위로 들어 올리거나 아래로 내릴 때 특정 범위에서 통증이 심해지며, 팔을 움직이면서 파열된 힘줄에 힘이 들어가서 통증이 발생하는 것이다.

또 몸을 바로 세우면 통증이 감소하고, 누운 자세에서는 통증이 심해져서 통증이 있는 쪽으로 돌아누워서 잠을 잘 수 없어 수면장애를 호소하기도 한다.

4) 병원의 어깨통증 치료

통증 유발점 주사나 근육 내 자극술, 스테로이드 국소 주사, 수술적 치료, 그 외 물리치료, 온열 요법 등이 있다.

*** 주사요법의 부작용과 주의점:** 주사요법의 가장 많은 합병증에는 감염이다. 염증이 심하거나 이전에손상을 입었던 힘줄(건)은 직접적으로 그 부위에 주입하면 파열하는 경향이 있다.

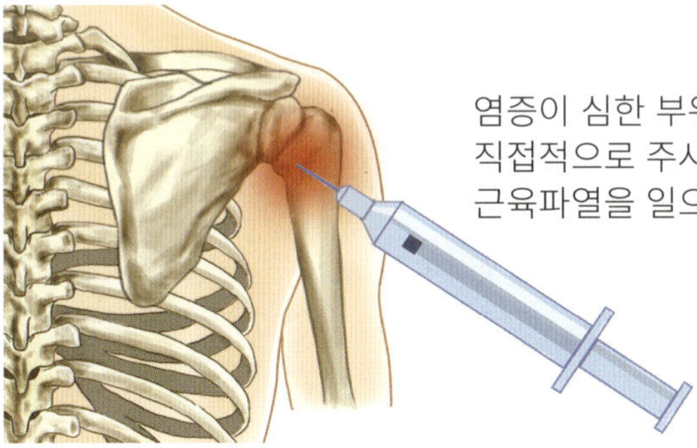

*** 골퍼 어깨 통증의 치유방법은 한국골프통증협회에 문의한다.**

5) 한의학의 어깨통증 치료 핵심 혈

❶ 견정 혈

견정혈은 목을 앞으로 구부렸을 때 목 뒤에 제일 돌출된 뼈(목뼈 7번) 바로 살짝 들어간(함몰) 부위에서 어깨 끝 견봉을 이은 선의 중앙 부위이다.

견정혈은 어깨통증, 목통증, 편마비의 명혈이다.

근육으로는 등세모근(승모근), 마름근(능형근), 어깨올림근(견갑거근), 등 근육, 팔 근육 통증의 명혈이다.

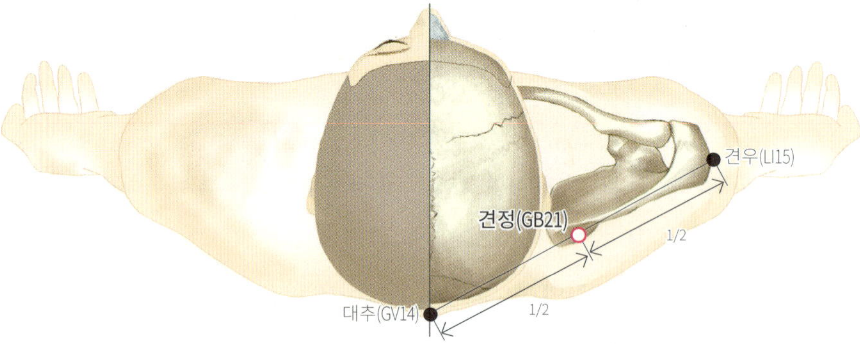

❷ 천종 혈

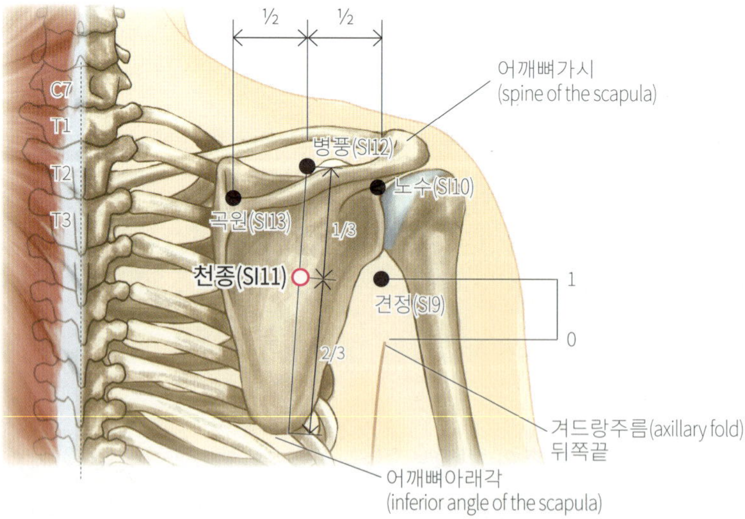

❸ 그 외: 견우 혈, 후계 혈, 합곡 혈, 곡지 혈, 풍지 혈 등

오십견과 돌림근띠 차이

하지만 오십견은 전체적으로 팔이 움직이지 않아서 앞으로 나란히 팔을 올리거나, 열중쉬어 자세가 되지 않는 것이 돌림근띠 파열과 차이점이다.

회전근개 파열은 이외에 근력약화, 어깨 결림, 어깨관절이 삐걱거리는 소리 같은 증상을 동반한다.

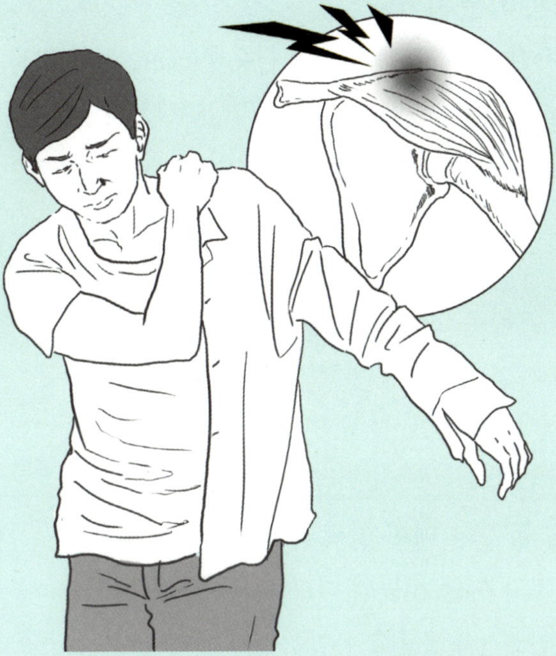

05 골프 엘보 통증

골퍼의 힘줄(건) 기본 지식

골프 엘보의 가장 큰 원인은 과사용증후군(overuse syndrome)이다. 즉, 자기 자신의 근력능력보다 더 많은 운동으로 팔꿈치 근육과 힘줄에 손상이 오는 것이다.

다른 운동과 달리 골프는 똑같은 동작의 반복이며, 라운드 당 연습 스윙을 포함하여 200회 이상의 스윙을 하면서 근육과 인대조직에 반복적으로 굽히는 운동을 자주하여 무리를 주고, 특히 뒤땅을 칠 때 더 큰 손상을 가져올 수 있다.

팔꿈치 안쪽에 돌출된 뼈인 안쪽위관절융기(내측상과)에 연결된 근육의 힘줄(건)들의 피로 또는 충격을 받아 손상되어 팔꿈치 안쪽 통증을 유발하는 질환이다.

안쪽관절융기에 연결된 근육들이 대부분 손목의 굴곡 작용에 관여하기 때문에 손목을 굴곡하는 힘을 반복적 또는 과도하게 사용하는 사람에도 흔히 발생한다.

* 골프 6개월 차에서 경험하는 경우가 많은데, 뒤땅을 세게 치거나 무리하게 많이 칠 때 잘 발생한다.

반복된 스윙으로 팔꿈치 인대에
손상을 줄 수 있다

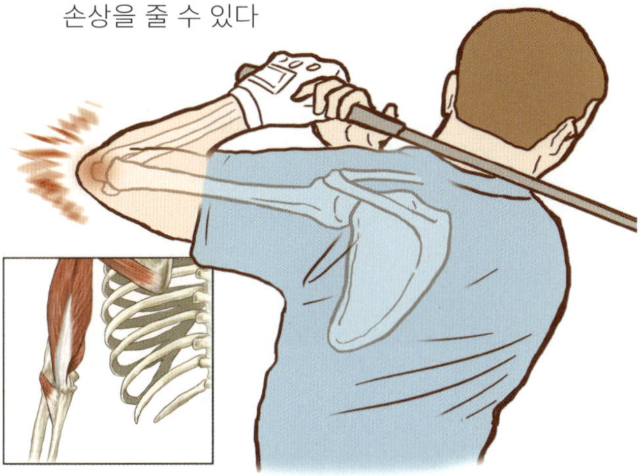

1) 의학적 소견

일명 내측상과염이라고 불리는 골프 엘보는 위팔(상완)의 굴곡 간에 반복적으로 발생하는 미세손상에 의해서 반복된다.

골프 엘보의 원인은 원엎침근, 요측 손목굽힘근, 긴손바닥근의 발생 부위에서 생기는 미세한 찢김에 의해 발생한다.

골프 엘보 통증의 가장 핵심 병소는 노뼈쪽 요측 손목굽힘근의 뼈쪽 부위와 바닥쪽 손목굽힘근의 위팔뼈두갈래근(상완이두근), 그리고 위팔뼈의 안쪽위관절융기(내측상과)에 있는 원엎침근(원회내근)이다.

2) 통증의 여러 가지 형태

골프 엘보의 통증은 내측상과의 주위에 국한된다.

통증은 지속적이며, 손목을 세게 굽히면 더 해진다.

커피잔이나 망치를 들 수 도 없으며, 수면장애도 생길 수 있다.

팔꿈치 통증과 저림, 화끈거림 등을 호소하며, 질환이 진행되면 손목까지 통증이 발생한다. 행주 짜기, 운전대 돌리기. 손목 돌리기, 물건을 들기, 주먹 쥐기 시 통증이 발생한다.

3) 통증의 원인

과도한 운동이나 업무로 인해 팔꿈치에 붙어 있는 힘줄에 무리한 힘이 가해지면 그 부위에 염증과 미세한 파열이 일어나면서 통증이 발생한다.

골프 엘보(위관절융기염/내측상과염)의 30%는 급성 손상이며 70% 정도는 점진적으로 진행되는 것으로 보고되며. 이것은 팔꿈치 내측에 무리한 힘이 가해지기 때문이다.

- 팔이나 팔꿈치, 손가락을 많이 쓰는(골퍼, 요리사, 목수, 투수, 장시간 컴퓨터 사용) 사람들

4) 병원의 골프 엘보 치료

NSAID, COX−2 inhibitors와 물리치료, 냉온 찜질의 병합요법이다.

* **주사요법의 부작용과 주의점:** 주사요법과 관련된 가장 주요한 합병증은 염증이 있거나 이전에 손상받은 건에 대한 부작용이다.

* 많은 환자들에게 손상된 굴곡된 힘줄 안에 띠 모양으로 두꺼워지는 현상이 나타날 수 있다.

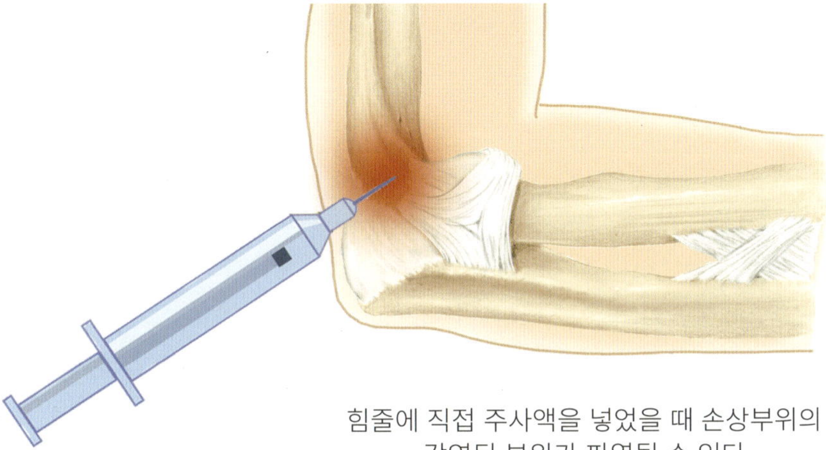

힘줄에 직접 주사액을 넣었을 때 손상부위의 감염된 부위가 파열될 수 있다

*** 골프 엘보 통증의 치유방법은 한국골프통증협회에 문의한다.**

5) 한의학의 골프 엘보 치료 핵심 혈

❶ 곡지 혈

혈자리: 인체에서 기(氣, 에너지)가 이동하는 경로이다. 팔꿉관절을 직각으로 굽혔을 때 팔오금에 생기는 바깥쪽 끝 주름이 잡힌 부위이다.

치료 혈: 위팔(상지)관절통, 반신마비, 고혈압, 빈혈 등을 치료한다.

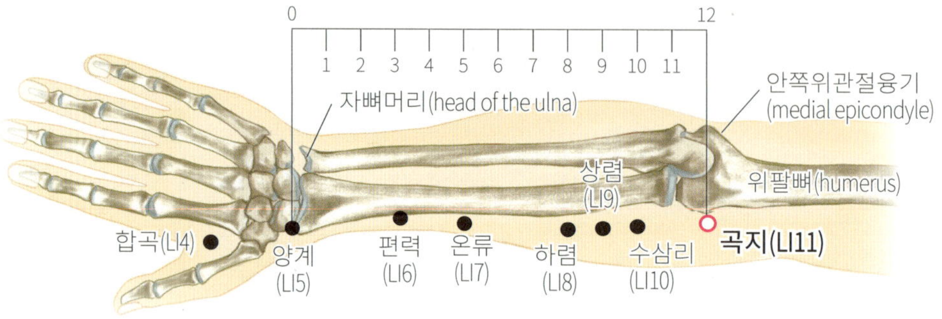

❷ 수삼리 혈

혈자리: 곡지 아래 2촌 지점이며, 이곳을 누르면 근육이 융기된다.

치료 혈: 견비통, 상지마비, 위통, 소화불량 등을 치료한다.

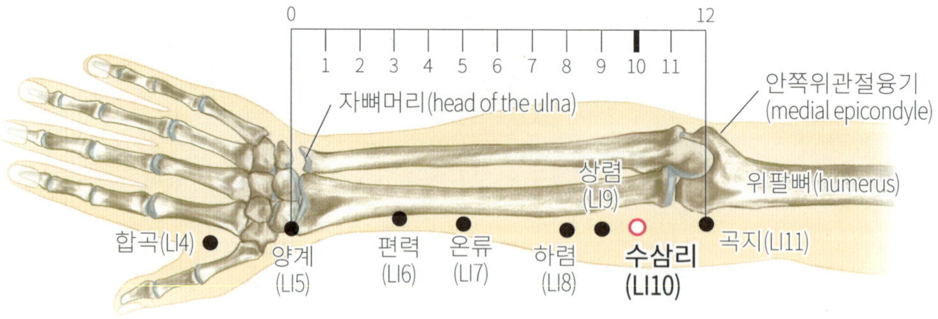

06 골퍼의 손목 통증

골퍼의 과도한 손목 사용의 기본 지식

영국의 골프전문지 골프월드의 최신호에 따르면 18홀을 캐디를 동반해 걸으면서 라운딩 할 경우, 한 번 라운딩에 1,530칼로리가 소모되고, 심장박동수는 평균 110회라는 통계가 있을 정도로 꽤 많은 운동 효과로 심폐건강에 도움이 된다.

"특히 골프와 관련된 질환 중 가장 많이 발생하는 부위가 바로 손목이다."

미국 프로 골프 선수들을 대상으로 조사한 결과를 보면 약 34% 정도가 손목이나 손에 부상을 경험한 적이 있다고 대답할 정도로 손목 질환은 흔하다.

- 손목 통증은 과도한 연습과 잘못된 그립 자세로 인해 발생된다.
- 손목의 관절염, 건막염, 드퀘르벵시병 등은 주로 과도한 연습, 잘못된 그립 자세로 인해 발생된다.

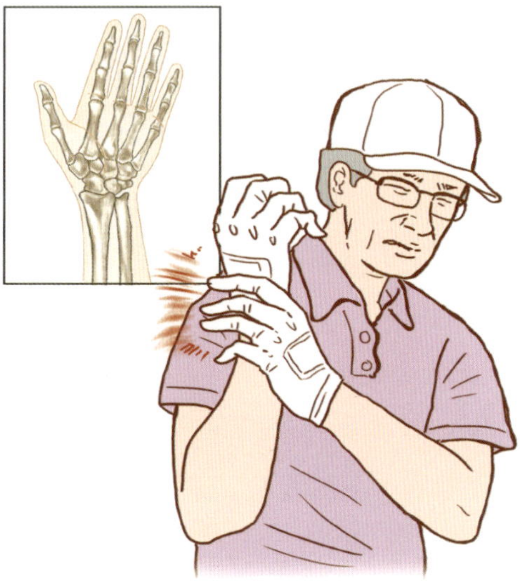

이런 질환을 예방하기 위해서는 충분한 스트레칭과 함께 올바른 자세로 골프를 해야 하고 너무 과도한 연습은 피하도록 한다.

- 그리고 스윙 시 공을 치지 못하고 땅을 치는 일명 '뒤땅치기'로 생기는 갈고리뼈(유구골) 골절은 전체 갈고리뼈 골절 환자의 28% 정도로, 흔히 골프를 하면서 발생할 수 있는 골절 중에 한가지이다.
- 골프는 클럽을 쥐고 하는 운동이기 때문에 특히 손가락과 손목에 무리가 갈수 있다. 때문에 이에 대해 올바른 자세 그리고 충분한 휴식으로 손가락과 손목에 무리가 가지 않도록 하는 것이 매우 중요하다.

1) 의학적 소견

손등은 특별히 결절낭종이 생기기 쉬운 부위이다. 주로 손등의 신전(폄)힘줄이나 관절공간(관절강)을 덮고 있는 부위에 잘 나타난다. 특히 관절공간이나 노뼈측 손목 폄근(신전근)의 힘줄 윤활집에서 잘 나타난다.

2) 통증의 원인

손목과 팔의 지속적이고 반복적인 사용이 주요 원인이다. 이로 인해 손목의 터널을 덮고 있는 인대가 두꺼워져 정중신경을 압박하게 되며 증상이 나타나게 됩니다.

손목통증은 특히 손목을 혹사시키는 골퍼, 팔과 손가락을 많이 사용하는 컴퓨터, 키보드, 마우스는 손목에 지속적으로 미세손상을 주어 결국 손목 통증을 유발하게 된다.

3) 통증의 여러 가지 형태

주로 손목과 손 주위의 통증을 호소한다. 손목관절을 움직이면 통증이 악화되며, 휴식과 핫팩은 약간의 통증을 완화시킨다.

손가락을 굽히거나 펴는 것이 불편하며 통증이 있으며, 손바닥에 홍반이 생긴다. 손가락 마디가 두꺼워지거나 뻣뻣하며, 붓는다.

4) 병원의 손목 통증 치료

NSAID, COX-2 inhibitors와 물리치료, 냉온 찜질의 병합요법이다.

*** 주사요법의 부작용과 주의점:** 주사요법의 주요 부작용은 감염이다. 이미 감염되어 있을지도 모르는 힘줄에 직접 주사에 유의해야한다.

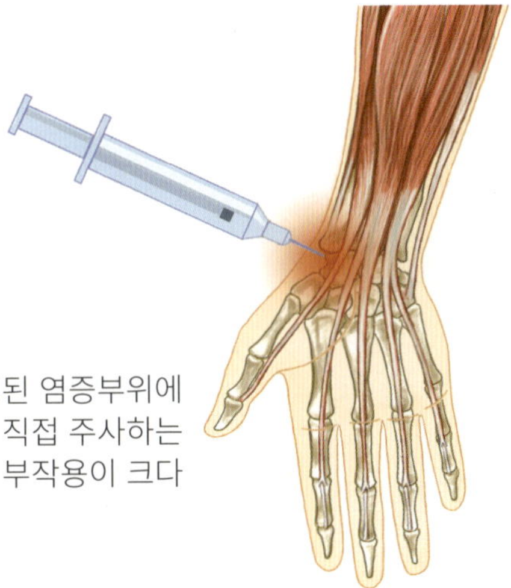

감염된 염증부위에
직접 주사하는
것은 부작용이 크다

*** 골퍼 손목 통증의 치유방법은**
한국골프통증협회에 문의한다.

5) 한의학의 손목 통증 치료 핵심 혈

❶ 대릉 혈

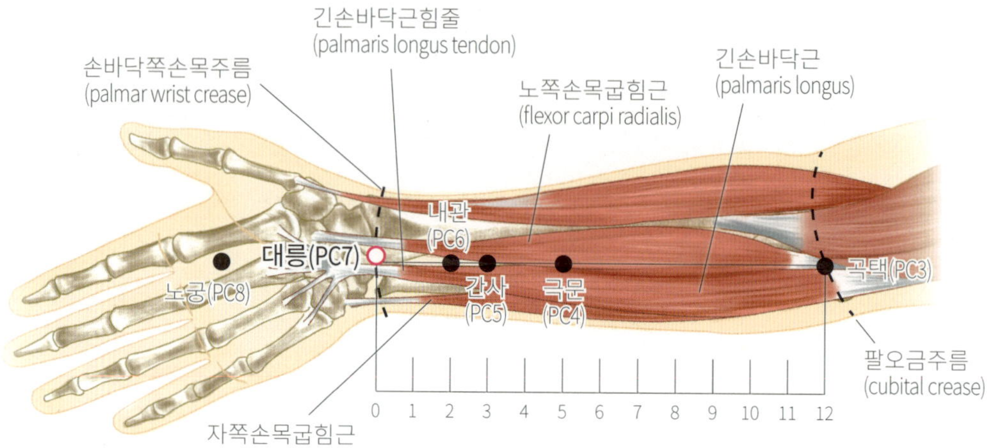

❷ 왜관 혈

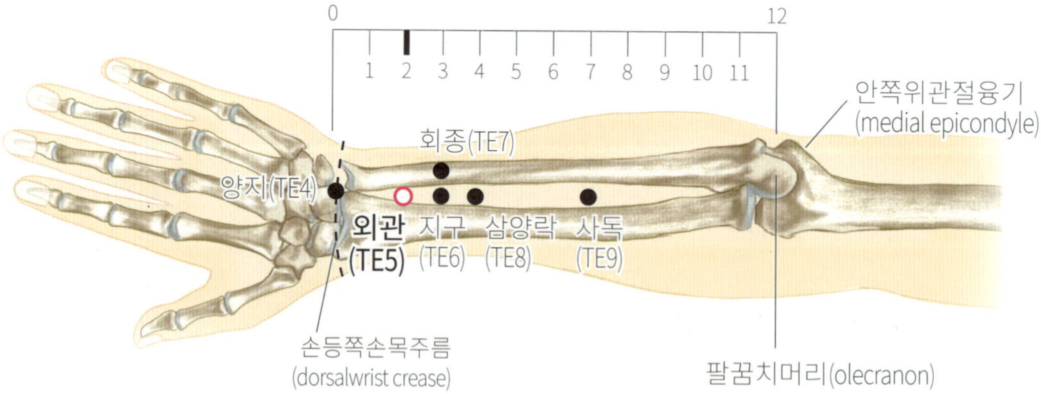

❸ 그 외: 양지혈, 내관 혈 등

07 손가락마디 통증, 방아쇠손가락(방아쇠수지)증후군

방아쇠 수지(손가락)는 손가락 굽힘힘줄(굴곡건)에 결절 또는 종창이 생긴다.

골퍼의 손가락 염증의 기본 지식

손가락 관절은 우리가 하루에 가장 많이 사용하는 부위다. 그만큼 잦은 사용으로 염증이나 질병이 생기기 쉽다. 특히 무거운 골프 클럽을 장시간 움켜쥐는 동작만으로도 손가락에 무리가 올 수 있다. 그립 강도와 방법에 차이가 있겠지만 주로 반복 자극에서 기인한다.

방아쇠수지는 손가락 힘줄에 생기는 염증 또는 부기로 손가락을 움직일 때 '딸각'하는 소리를 내며 통증을 유발한다. 중지와 약지에서 많이 나타나며, 엄지손가락에서 발병하기도 한다.

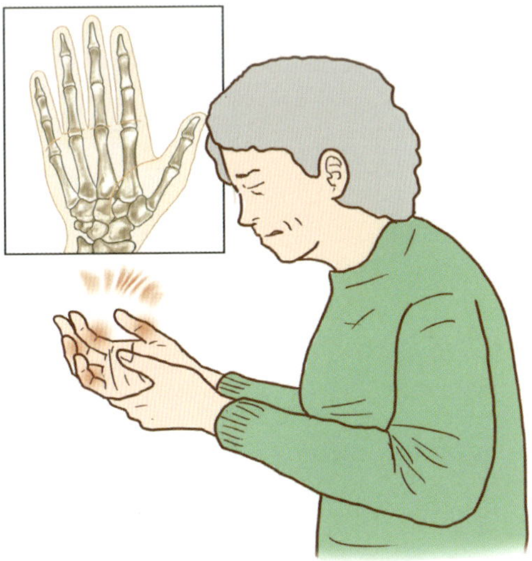

골프 선수나 라켓을 사용하는 운동선수에게도 흔하게 나타나는 질병이다.

1) 의학적 소견

방아쇠손가락(방아쇠수지)는 손허리뼈머리(중수골두)의 압박 때문에 얕은 손가락 굽힘근의 힘줄이 붓고, 염증반응을 일으켜 발생한다. 이 부위의 종자뼈 또한 힘줄의 압박과 손상을 줄 수 있다.

힘줄이 붓고 염증이 생기는 것은 보통 그 힘줄이 지나는 뼈 돌기들의 반복적인 움직임과 압력에 의한 손상 때문이다.

방아쇠손가락(방아쇠수지)는 손가락 힘줄의 종창 등으로 인해 손가락을 움직일 때 힘줄이 마찰을 받아 딱 소리가 나기도 한다.

2) 통증의 원인

주로 손가락을 많이 사용하는 골퍼, 요리사, 운전기사, 테니스선수, 정원사 등에게 자주 발생한다.

반복적으로 손가락을 사용하게 되면 손바닥에 지속적인 마찰이 가해지고, 손가락에 반복적인 힘이 가해지면 손가락의 힘줄이나 근육에 충격이 가고, 이에 힘줄이 자극을 받아 염증이 유발돼 통증이 발생하는 것으로 보고 있다.

3) 통증의 여러 가지 형태

손가락에서 손바닥으로 이어지는 뼈머리 부분에 잦은 접촉, 마찰로 힘줄이 비대해져서 부종과 통증이 발생하는데 심할 경우 손가락을 펴기가 어려워진다.

아픈 손가락을 손등을 향해 재끼면 통증이 심해지는 것이 특징이다. 증상이 약할 때는 충분하게 휴식을 취하고, 손가락이 굽혀지지 않는 현상이 지속되면 치료를 받아야 한다.

일반적으로 마찰이 일어나는 부위에 통증을 느낀다. 아픈 손가락의 손바닥 쪽 손등뼈 뼈머리 부위에 압통을 느낀다.

4) 병원의 방아쇠손가락(방아쇠수지) 치료

비스테로이드성 소염진통제(NSAID)를 단기간 사용하면 증상이 완화되거나 사라지기도 한다.

NSAID, COX-2 inhibitors와 물리치료, 냉온 찜질의 병합요법이다.

*** 주사요법의 부작용과 주의점:** 주사 부위에 감염이 발생할 수 있다. 수술 시 합병증으로는 감염, 신경 손상이 드물게 있을 수 있다.

*** 손가락마디 통증, 방아쇠손가락(방아쇠수지)증후군의 치유방법은 한국골프통증협회에 문의한다.**

5) 한의학의 방아쇠손가락(방아쇠수지) 치료 핵심 혈

❶ 양계 혈

양계혈, 양곡혈 , 양지혈, 이 세 개의 혈자리는 손목 정면, 즉 손등에 위치한다. 손등 주름의 엄지손가락과 새끼손가락이 뻗어나가는 자리에 각각 양계혈과 양곡혈이 위치한다.

완관절, 눈 · 편도 · 목구멍 · 코 · 이의 병, 그 밖에 피부병 통증에 쓴다.

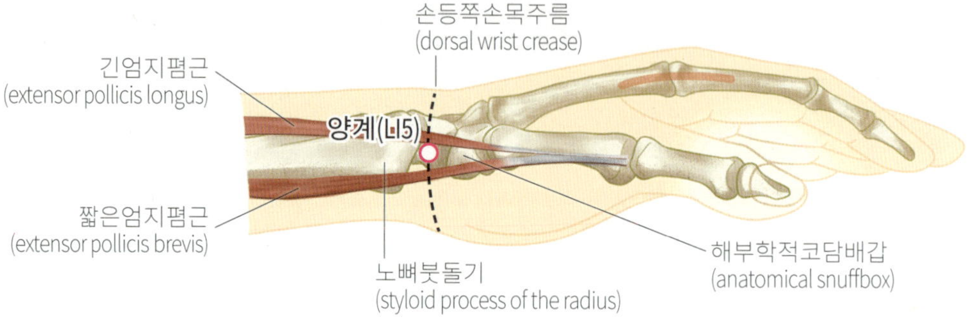

❷ 수삼리 혈

곡지혈 아래로 2촌 되는 곳에 위치하며, 이곳을 누르면 근육이 융기되어 있는 것을 알 수 있다. 손과 팔이 굳어져 굴신하지 못할 시의 명혈이다. 견비통, 상지마비에 효과적이다.

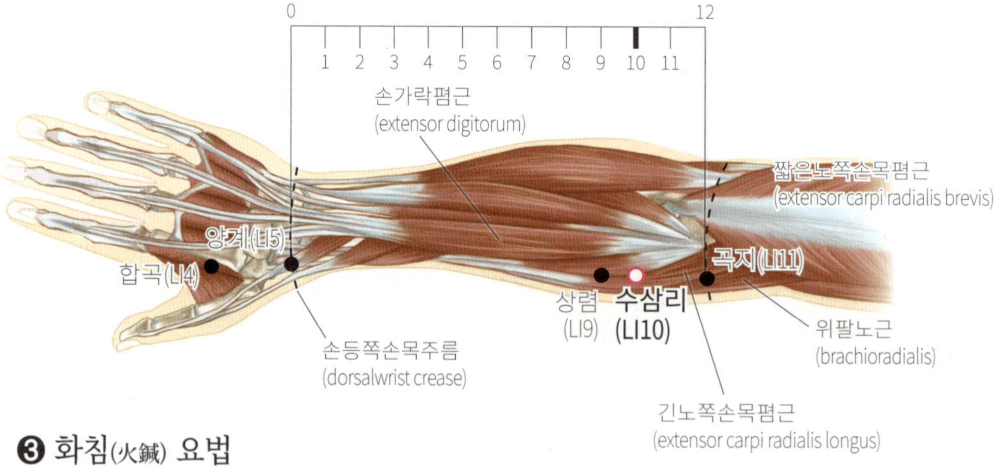

❸ 화침(火鍼) 요법

화침은 대침 등을 가열하여 신체의 일정한 부위에 신속히 자입 했다가 발침 하는 것으로 각종 질병의 치료에 이용된다. 방아쇠수지의 경우 손상된 힘줄과 인대에 화침을 자입하여 침 자극과 열 자극을 동시에 가함으로써 동통을 약화하거나 더 나아가서 힘줄과 인대의 구조를 단단하게 한다.

08 골프 무릎 통증

골퍼의 무릎 부담 줄이는 기본 지식

골프 스윙 시 오른손잡이의 경우 오른쪽 무릎에는 자기 체중의 약 2배, 왼쪽 무릎에는 자기 체중의 약 4배 이상의 무게가 가해진다. 이때 큰 스윙 동작을 하면 대퇴부에 무리한 회전을 일으키고, 대퇴부 바로 아래 부위인 무릎으로 뒤틀림이 연결돼 무릎 손상이 생길 수 있다.

골프를 즐기고 싶다면 자신의 몸 상태에 맞는 최적의 스윙 자세를 취하는 것이 중요하다. 무릎 통증이 있는 경우엔 본인의 상태와 증상에 따라 라운드나 연습 횟수를 줄이고, 가급적 컴팩트한 스윙을 구사하는 것이 좋다.

또한 양쪽 다리에 균등하게 체중을 분포하고, 양 쪽 발을 약간씩 더 벌리는 것이 무릎 부담을 줄여준다. 또한 신체 불균형 해소를 위해서는 라운딩 전과 후에는 반드시 충분한 스트레칭을 해주는 것이 좋다.

LPGA 프로 골퍼들도 경기 중에 무릎 부상으로 경기를 중단하는 경우도 있다.

8-1. 반월상 연골판 파열

"반월상 연골판 파열은 골퍼의 대표적인 무릎 통증이다."

1) 의학적 소견

반월상 연골판이란?

반월상 연골판 파열은 흔한 무릎 부상이다. 반월상 연골판은 무릎에 가해지는 충격을 흡수해주며, 내측 반월상 연골판과 외측 반월상 연골판이 있다.

반월상연골은 무릎에 가해지는 충격을 흡수한다. 반월상 연골파열은 넙다리뼈와 정강뼈 사이에 있는 반달모양('C'자 형)의 연골이 파열되는 질환이다. 반월상연골은 무릎이 굴곡하면서 동시에 회전운동이 가해질 때 손상이 일어난다.

골퍼가 대퇴의 내회전력이 가해지면서 내측 반월상연골에서 손상이 일어나며, 대퇴의 외회전력이 가해지면 외측반월상연골이 손상된다. 내측반월상연골의 파열은 앞십자인대 같은 인대 손상을 동반하기도 한다.

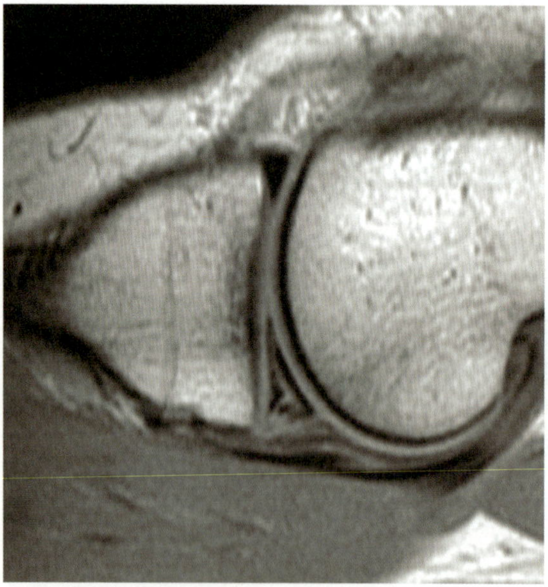

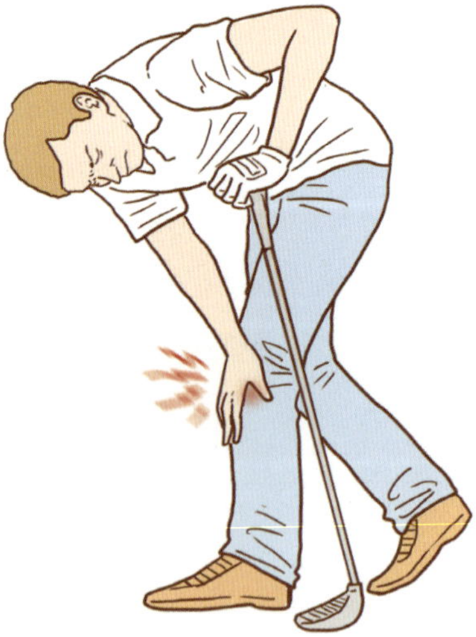

반월판 연골의 수평파열 사진

2) 통증의 여러 가지 형태

동통은 거의 모든 환자에게서 나타나며 여러 가지 양상을 보인다. 급성기에는 관절 내 출혈, 삼출액의 증가로 극심한 동통을 호소한다.

압통은 관절의 간격을 따라 손상부위와 일치하여 나타난다. 부상 직후에는 동통과 종창으로 보행을 할 수 없을 수도 있다.

반월상 연골판이 찢어질 때 '퍽' 하는 터지는 느낌을 받을 수 있다. 하지만 대부분의 사람들은 그렇게 무릎이 다친 채로 걸을 수 있으며, 많은 골퍼들도 파열이 발생한 이후에도 운동을 지속하게 된다. 하지만 2~3일이 지나면 무릎이 점점 더 뻣해지고 부어오른다. 증상은 통증, 종창, 잠김, 무릎이 어긋나는 느낌이 난다.

3) 통증의 원인

갑작스러운 반월상 연골판 파열은 스포츠 활동 중에 자주 발생한다. 대퇴골의 내회전으로 인해 내측 반월상연골이 후방되고 그리고 중앙으로 전위된다. 이때 반월상 연골판 파열 발생한다.

또한 슬관절 주위의 인대가 이완되거나, 근력(근육) 조정이 불안정하거나, 연골의 병변 및 기형이 생기면 반월상연골이 파열할 수 있다.

나이가 많은 사람들은 퇴행성 반월상 연골판 파열이 발생할 가능성이 더 높다.

4) 병원의 반월상 연골판 파열 치료

A. 비수술적 치료

증상이 지속되지 않고 무릎이 안정적이면 비수술적 치료를 시행한다.

- **RICE:** 이 프로토콜은 대부분의 스포츠 관련 부상에 효과적이다.
- **휴식:** 동작을 제한하고 목발을 사용한다.
- **얼음찜질:** 얼음 주머니를 한 번에 20분씩 하루에 5번 이상 실행하며 얼음을 피부에 직접 닿지 않도록 한다.
- **다리 올리기:** 붓기를 줄이기 위해 휴식을 취할 때 다리를 심장보다 높게 올려 붓기를 감소시킨다.

* **비스테로이드성 소염제:** 아스피린과 이부프로펜과 같은 약물은 통증과 붓기를 감소시킨다.

B. 수술적 치료

무릎 관절 내시경 수술은 절개면을 통해 삽입한 소형 수술기구를 이용하여 찢어진 반월상 연골판을 다듬거나 봉합한다.

* **주사요법의 부작용과 주의점:** 주사요법에 가장 주요한 부작용은 감염이다.

*** 반월상 연골판 파열의 치유방법은 한국골프통증협회에 문의한다.**

5) 한의학의 반월상 연골판 파열 치료 핵심 혈

침: 족양명위경, 족태음비경, 족소양담경에 침을 놓아 통증을 감소시킬 수 있다.

❶ 곡천 혈(내측)

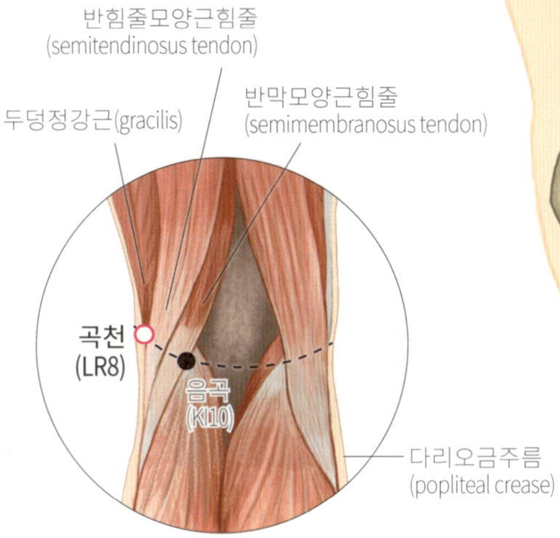

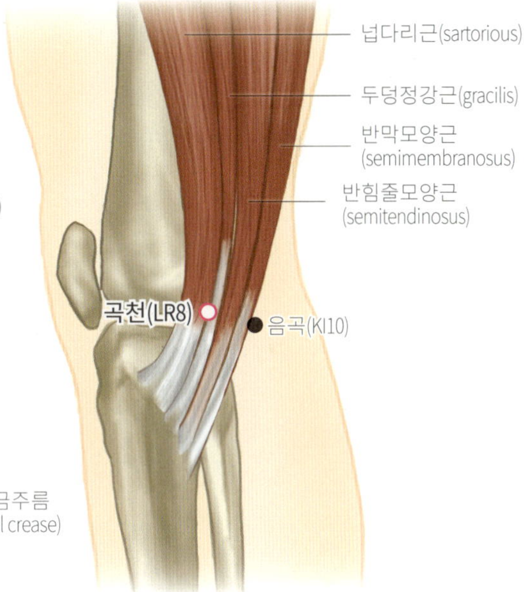

❷ 슬양관 혈(외측)

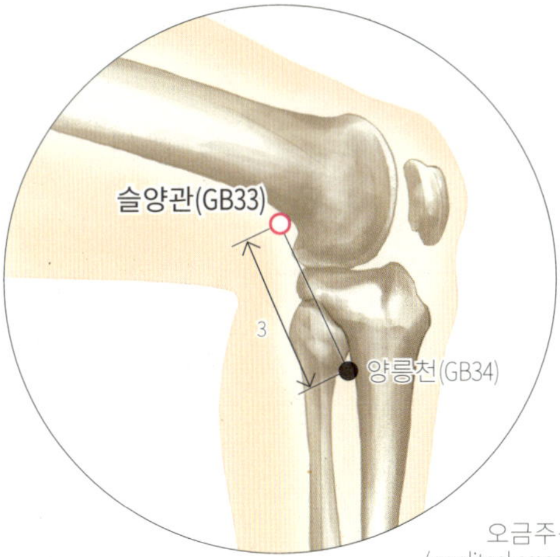

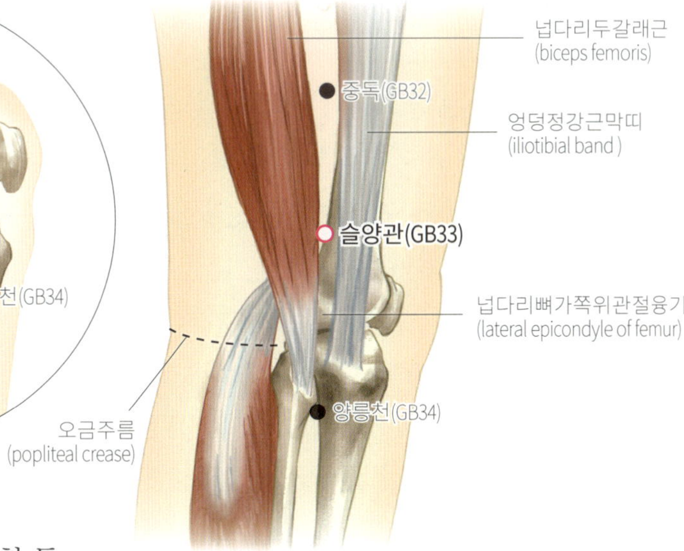

❸ 그 외: 양릉천 혈, 독비혈 등.

8-2. 전방십자인대 파열

골퍼의 연골판 손상의 기본 지식

골프로 인해 발생하는 무릎 손상 중 대표적인 것이 서서히 오랜 시간에 걸쳐 진행되는 '반월상연골판 손상'과 갑작스레 생기는 '전방십자인대 파열'이다.

골퍼들의 반월상연골판은 허벅지뼈와 정강이뼈 사이에 있는 초승달 모양의 연골판으로, 무릎에 가해지는 충격을 흡수하고 무릎이 자연스럽게 움직일 수 있도록 윤활유 역할을 한다.

골프 스윙 시 무리한 무릎 회전이 반복적으로 일어나면서 연골판에 무리를 주면서 손상을 입힌다. 특히 골프를 자주 즐기는 중년층의 경우, 과 사용으로 인해 점점 퇴화된 반월상 연골판이 작은 외상에도 쉽게 찢어질 수 있다. 앞방십자인대도 부상을 입기 쉬운 부위다.

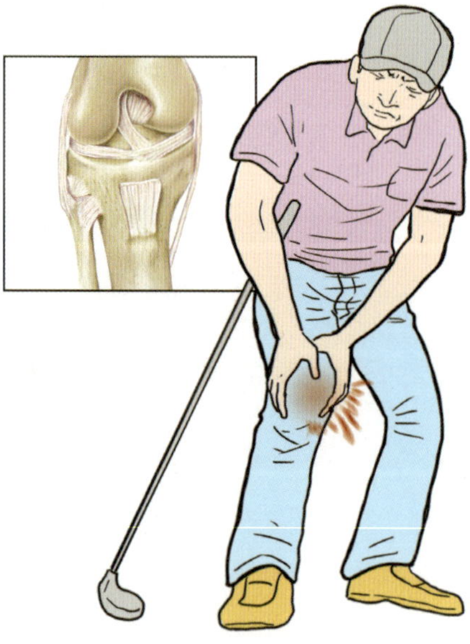

앞십자인대는 무릎이 앞뒤로 흔들리는 것을 막아주는 중요한 인대로 스윙을 할 때, 무릎에서 '두둑'하고 뭔가 끊어지는 소리가 나면서 통증이 수반되면 병원에서 정확한 진단을 받아봐야 한다.

골프 스윙 시 순간적인 회전력으로 계속 무릎에 무리를 가하다 보면 서서히 무릎 연골판이 손상되면서 통증을 일으키거나, 방심하는 순간에 전방십자인대가 손상될 수 있다.

1) 의학적 소견

앞십자인대(전방십자인대)는 무릎의 앞쪽 움직임에 대한 일차적인 안정구조물이며 비틀림이나 인대의 힘을 초과하는 젖힘 때문에 파열된다. 또한 반월상 연골 파열을 동반하기도 한다.

2) 통증의 여러 가지 형태

무릎 운동 범위 감소와 관절 선 주변의 부드러움 또한 급성 ACL 부상의 일반적인 증상이다. 통증과 붓기는 저절로 가라앉을 수 있지만, 무릎은 불안정하게 유지되고 치료 없이 운동으로 복귀하면 무릎이 더 많이 손상될 수 있다.

- 십자인대가 부분 파열되었을 경우에는 증상이 심하지 않다.
- 무릎 내부에서 인대가 뚝하고 끊어지는 것을 느낄 수 있다.
- 통증으로 보행이 불가능하며. 무릎 내 관절에 출혈이 생긴다.
- 발을 내디딜 때 무릎이 지탱하지 못하고 갑자기 구부러진다.

3) 통증의 원인

앞십자인대(전방십자인대) 파열은 보통 골프, 축구, 농구, 스키 등의 운동을 할 때 손상되기 쉽다. 뒤십자인대(후방십자인대)파열의 경우 지나친 사용에 의해서 발생하기보다는 낙상이나 슬관절 90도 굴곡 위에서 발생하는 직접 손상이 주원인이다.

4) 병원에서의 앞십자인대(전방십자인대) 치료

압박 붕대를 하고, 다친 다리를 심장 부위보다 올려서 부종을 감소시킨다. 십자인대가 부분 파열되면 근력 강화, 보조기 착용, 석고 고정 등의 보존적 치료를 할 수 있다.

전방 십자인대가 완전히 파열되면 십자인대 재건수술(십자인대 이식술)을 한다.

*** 전방십자인대 파열의 치유방법은 한국골프통증협회에 문의한다.**

5) 한의학의 앞십자인대(전방십자인대) 치료 핵심 혈

❶ 양릉천

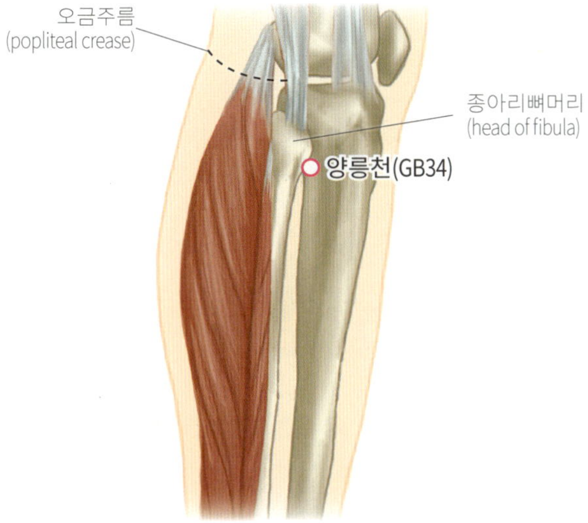

❷ 슬양관

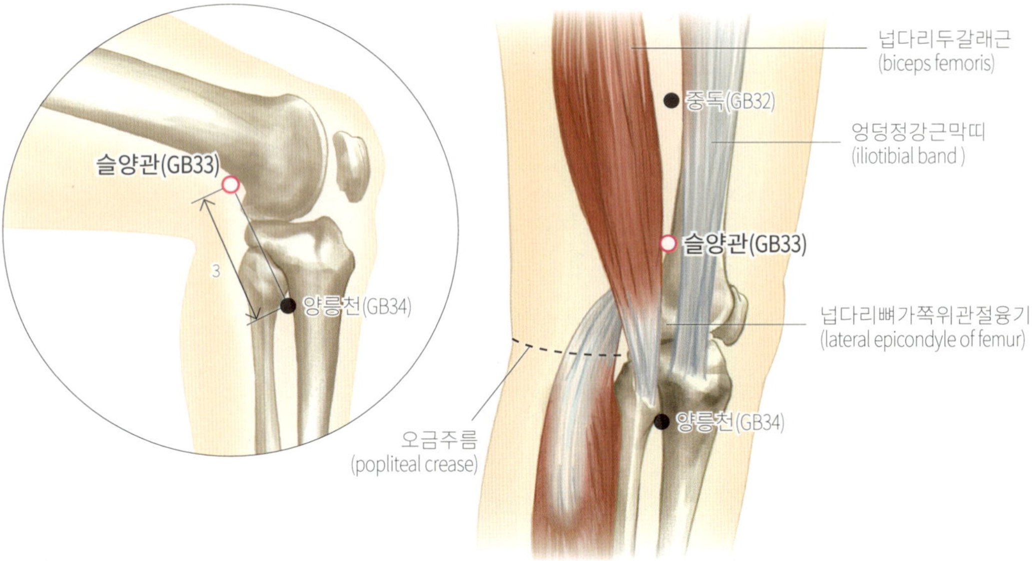

❸ 그 외: 족삼리 혈, 내슬안 혈, 외슬안 혈 등

앞십자인대(전방십자인대)의 구조와 기능

• **구조**

양쪽 다리의 무릎관절 내에 위치한다.

십자인대에는 앞십자인대(전방십자인대)와 뒤십자인대(후방십자인대)가 있다.

십자인대는 무릎관절 내에 있으며, 인대는 활막에 싸여 구별되므로 십자인대 자체는 활막 외 조직이다. 관절의 안정성에 있어 중요한 역할을 하며 넙다리뼈에 대하여 정강뼈가 앞뒤로 이동하는 것을 방지한다.

• **기능**

앞십자인대(전방십자인대)의 주요 기능은 넙다리뼈(대퇴골)에 대해 정강뼈(경골)가 앞으로 이동하는 것을 방지하는 것이다. 또한 과도하게 펴지는 것을 방지하고 정강뼈의 돌림을 제한한다.

뒤십자인대(후방십자인대)는 무릎관절의 돌림에 있어 축으로 작용하며 정강뼈가 넙다리뼈에 대해 뒤쪽으로 이동되는 것을 방지한다.

09 골퍼의 발목 통증

골퍼의 발목 스트레칭의 중요성

골프는 양쪽 발을 지탱하고 상체를 움직여서 공을 칠 때 왼쪽 발이 지지대 역할을 하며, 피니시를 할 때 왼발이 돌지 않게 잡아주는 스윙 모션 시, 왼쪽 발목에 체중을 실어서 바깥 발목 통증이 시작될 수 있다.

스윙을 할 때 생겨날 수 있는 여러 가지 통증들 중 발목 통증은 골프를 즐기는 분들에게 흔한 증상이다.

다운스윙 때 일어나는 하체 이동에서 왼발로 지면을 딛는 과정 중 만들어지는 왼쪽 발목의 통증은 골퍼들이 안고 가야 하는 숙제다.

왼발의 지지대 역할을 위해 왼발이 돌지 않게 잡아주는 스윙 모션은 발목 통증을 더욱 악화시키기 때문에 오픈 스탠스 셋업과 같은 방법을 통해 일시적으로 스윙 모션을 바꿀 수도 있지만, 근육학적 해결이 이뤄지지 않는다면 통증은 지속적일 수밖에 없다. 이를 예방하기 위한 라운드 전에, 발목(족근)의 충분한 스트레칭을 실행한 후 스윙을 해야 한다.

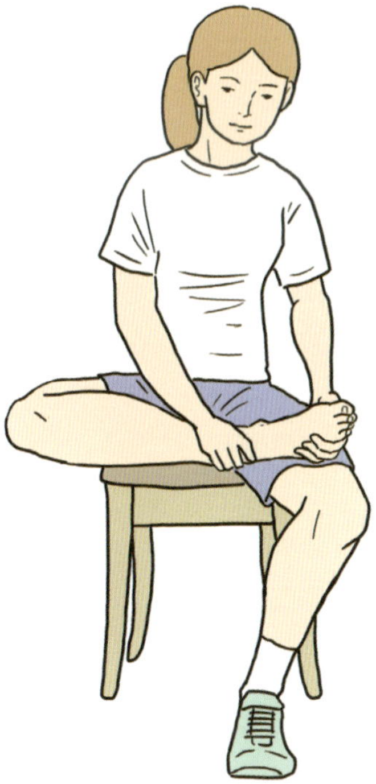

9-1. 골프 발목염좌

1) 의학적 소견

발목염좌는 골퍼들에게 흔한 질병이다. 발목관절은 관절연골을 손상시킬 수 있는 관절로 관절염을 발생시킬 수 있는 가장 민감한 관절이며, 발목염좌를 유발시킨다.

2) 통증의 여러 가지 형태

발목염좌가 발생되면 발목 부위가 갑자기 붓는다. 아프며, 일어서거나 걷기가 힘들어 진다.

발목염좌 통증을 호소하는 대부분의 환자들은 발목관절 주변과 원위부에 통증을 호소한다. 통증은 지속적이며, 쑤시는 것이 특징이다.

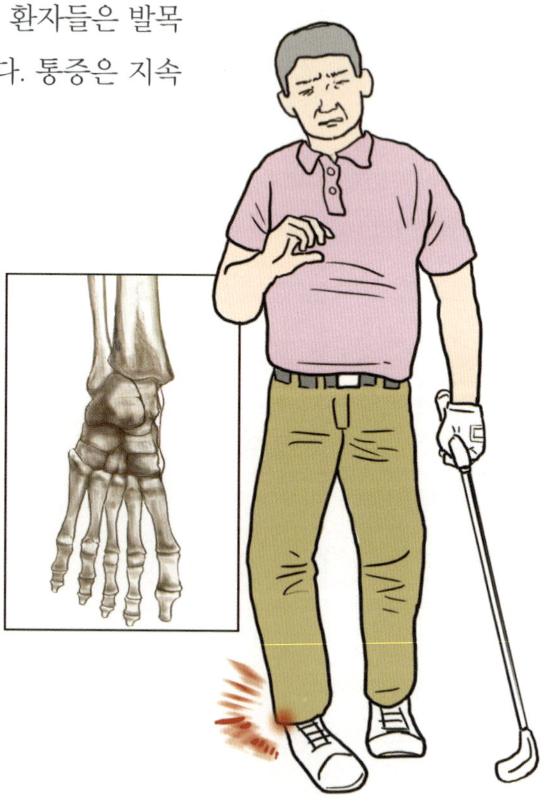

3) 통증의 원인

골프, 농구, 배구, 테니스 등 그리고 발을 헛디뎌 발목이 꺾이는 경우 발생한다.

발목염좌는 근육이 이완되거나 경직될 때 발생되는 인대손상이다.

4) 병원에서의 발목관절(족관절) 치료

❶ 보존적 치료

- **RICE 치료:** 휴식(Rest), 냉찜질을 한 번에 20~30분간, 하루 4~5회 시행하고, 붕대 등으로 압박한다. 다친 후 48시간 정도는 가능한 발목을 심장보다 높이 유지하여 붓기가 가라앉도록 한다(1도 염좌 시).
- **목발 사용:** 초기에 단기간 목발을 사용하면 증상이 빠르게 완화된다.
- **석고 고정:** 통증과 부종이 심한 경우 석고 고정(2도 이상의 염좌 시)하면 인대 파열 부분이 벌어지지 않는다.

❷ 수술적 치료

수술적 치료가 필요한 경우는 드물어 만성적인 불안정성이 동반될 때 한정적으로 시행한다.

*** 발목염좌의 치유방법은 한국골프통증협회에 문의한다.**

5) 한의학에서의 발목관절(족관절) 경혈 치료 핵심 혈

❶ 양릉천 혈

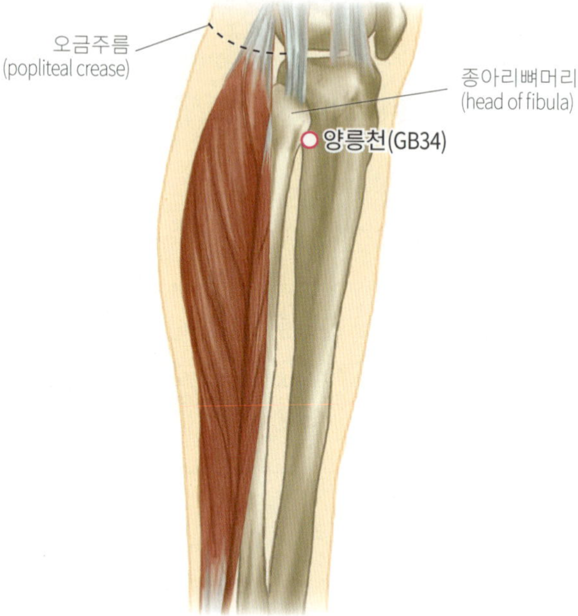

❷ 구허 혈

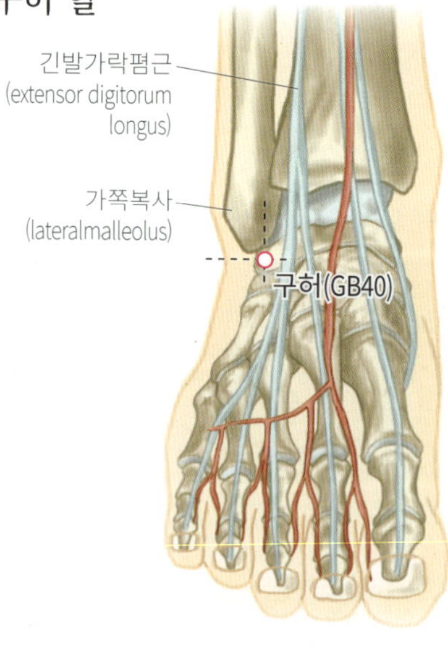

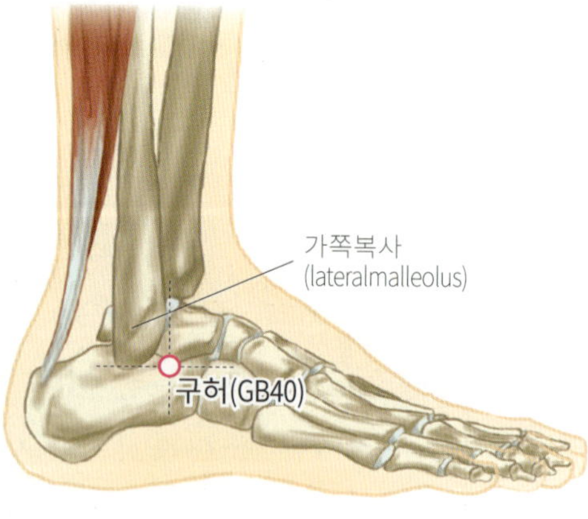

❸ 그 외: 곤륜혈, 구허 등

9-2. 골프 아킬레스 건염

골퍼의 아킬레스건의 기본지식

아킬레스건은 장딴지 근육과 발뒤꿈치 뼈를 연결해 주는 부위의 힘줄로, 보행 시 앞으로 나가는 추진력을 주는 가장 중요한 부위중의 하나다.

아킬레스 건염의 원인중의 하나인 골프는 장시간 걷는 시간이 많기 때문에 이 부위가 피로하여 염증이 발생한다. 또한 종아리 근육이 피로로 뭉치거나 굳어지면 아킬레스건이 당겨져서 발 뒤꿈치에 닿은 부위에 염증이 생기게 되고, 이로 인해 발 뒤꿈치 주위의 통증을 유발하게 된다.

아킬레스 건염 초기에는 심한 운동이나 움직임 후에 아킬레스 힘줄 부분에 통증이 느껴진다.

이것이 더 진행되면 가벼운 골프 또는 휴식중에도 통증이 느껴진다.

심할 경우 종아리에까지 통증이 생겨 걷기가 불편할 수 있다.

또한 발의 구조적 결함으로 발목의 틀어지게 되면 아킬레스건이 뒤꿈치에 붙은 곳에 염증이 유발되어 아파지게 된다.

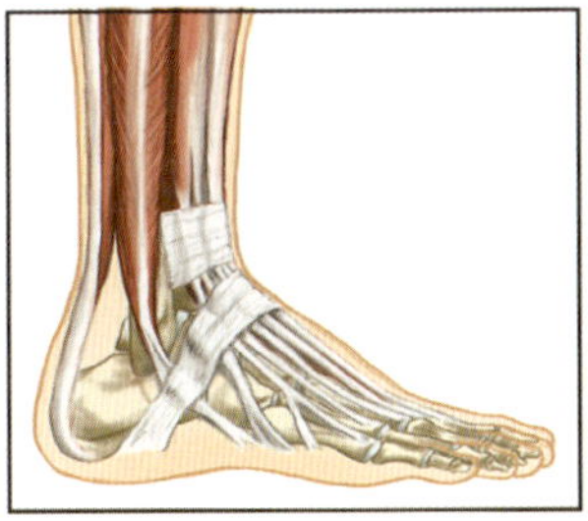

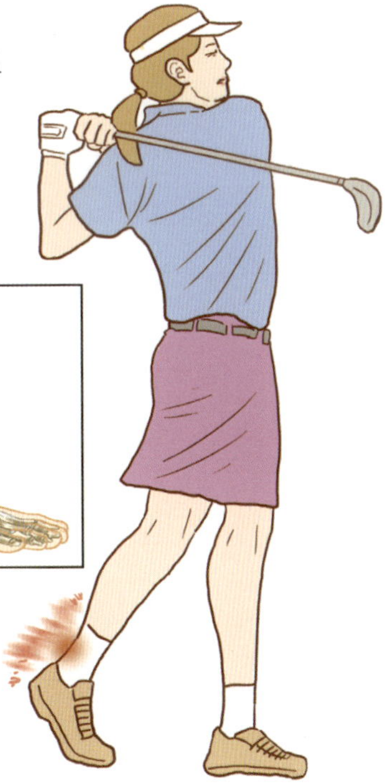

1) 의학적 소견

아킬레스 건염은 골퍼들과 조깅, 마라톤 등 운동인 들에게서 많이 발생한다. 아킬레스건은 종골 부착부와 가장 얇아지는 주위인 부착부 상방 5cm위치에서 건염이 잘 발생한다.

아킬레스건은 반복되는 동작에 예민하며, 이 건은 혈액공급이 되지 않는 건의 특성으로 잘 치유되지 않는다.

2) 통증의 여러 가지형태

아킬레스건 주위에 붓기와 동통을 호소한다. 아킬레스건염의 통증은 지속적이며, 통증이 매우 심하고 족관절 뒤편에 발생한다.

일반적으로 활동 시 통증이 증가하며 휴식 시 호전된다.

3) 통증의 원인

내적 요인과 외적의 두 요인이 있다. 급성 아킬레스손상에서는 외적 요인이 더 우세하나 과 사용에 의한 손상에선 그 원인이 다양하다.

4) 병원에서의 아킬레스건염 치료

비스테로이드성 항염증제, COX-2 억제제와 물리치료이다. 온열치료도 효과적이다.

*** 골프 아킬레스 건염의 치유방법은 한국골프통증협회에 문의한다.**

5) 한의학에서의 아킬레스건염 치료 핵심 혈

❶ 곤륜 혈

❷ 신맥 혈

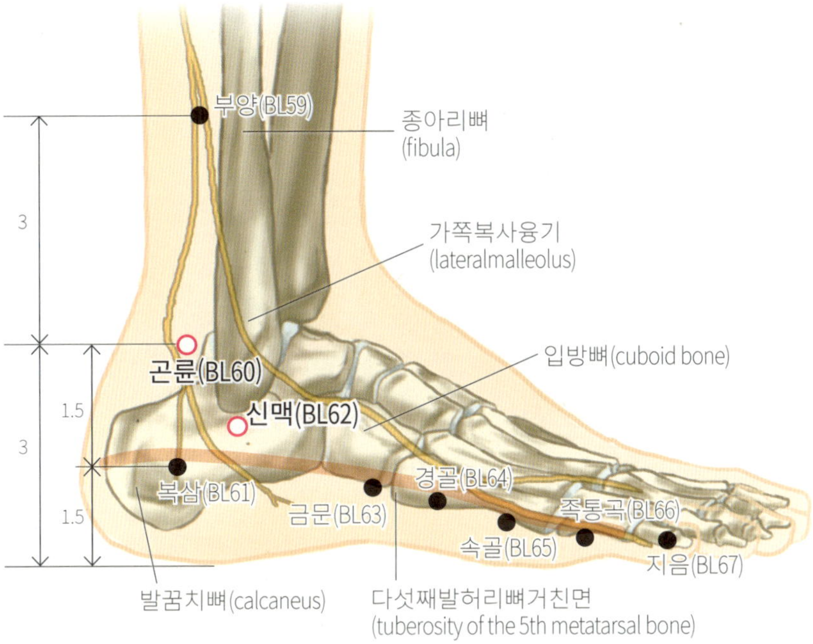

❸ 그 외: 퇴계 혈, 조해 혈 등

9-3. 족저근막염

족저근막염의 기본 지식

- 구조적으로 발바닥의 아치가 정상보다 낮아 흔히 평발로 불리는 편평족이나, 아치가 정상보다 높은 요족(발등이 정상보다 높이 올라오는 상태) 변형이 있는 경우 족저근막염이 발생할 가능성이 높다.
- 또한 다리 길이의 차이, 발의 과도한 회내(발뒤꿈치의 바깥쪽 회전과 발목의 안쪽 회전의 복합 운동) 변형, 하퇴부 근육의 구축 또는 약화 등이 있는 경우에도 족저근막염을 유발할 수 있다. 족저근막의 발뒤꿈치뼈 부착 부위에 뼈조각이 튀어나온 사람들 중 일부에서 족저근막염이 발생하기도 한다. 그러나 이와 같은 해부학적 이상이 원인이 되는 경우보다는 발의 무리한 사용이 원인이 되어 발생하는 빈도가 훨씬 높다.
- 즉 평소 운동을 하지 않던 사람이 갑자기 많은 시간 골프 운동을 하거나, 장거리의 마라톤 또는 조깅을 한 경우, 바닥이 딱딱한 장소에서 발바닥에 무리를 주거나, 충격을 줄 수 있는 운동(골프, 배구, 에어로빅 등)을 한 경우, 과체중, 장시간 서 있기, 쿠션이 없는 구두, 하이힐 등이다.

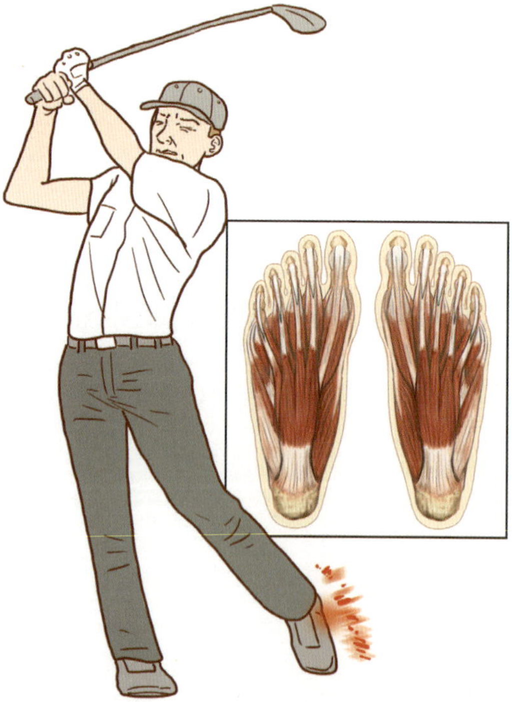

1) 의학적 소견

족저근막염은 종골 바닥면 위쪽의 동통 및 압통을 특징으로 한다.

여성이 남성의 두배로 발생하며, 족저근막에 생기는 염증으로 발생하는 것으로 보고된다.

족저근막염은 단독으로 생길 수도 있고 또는 류마티스관절염이나 통풍과 같이 전신질환과 동반되어 발생할 수 있다.

족저근막염이란?

족저근막염이란 근육을 감싸고 있는 막에 생긴 염증을 말한다. 족저근막이 반복적인 미세 손상으로 염증이 발생한 것을 족저근막염이라 한다.

족저근막은 발뒤꿈치뼈에서 시작하여 발바닥 앞쪽으로 5개의 가지를 내어 발가락 기저 부위에 붙은 두껍고 강한 섬유띠를 말한다. 족저근막은 발의 아치를 유지하고 발바닥이 받는 충격을 흡수하는 역할을 한다.

2) 통증의 원인

흔히 평발로 불리는 편평족이나, 아치가 정상보다 높은 요족 변형이 있는 경우 족저근막염이 발생할 가능성이 높다.

족저근막의 발뒤꿈치뼈 부착 부위에 뼈조각이 튀어나온 발의 무리한 사용이 발생빈도가 높다. 갑작스러운 무리한 골프, 마라톤, 조깅 그리고 쿠션 없는 구두, 하이힐 등도 발생 원인이다.

3) 통증의 여러 가지 형태

통증은 대부분 발뒤꿈치 안쪽에 발생하며, 발의 안쪽까지도 통증이 나타난다. 발뒤꿈치뼈 전내측 종골 결절 부위를 누르면 통증이 발생하기도 한다.

특징적인 점은 아침에 처음 몇 걸음을 걸을 때 수면 중에 수축되어 있던 족저근막이 펴지면서 심한 통증을 느끼게 된다. 오랜 시간 걷거나 서 있어도 통증이 증가되는 경향이 있다.

4) 병원에서의 족저근막염 치료

통증과 기능 장애의 초기 치료에는 비스테로이드성 항염증제, COX-2 억제제와 물리치료, 온열치료가 병행된다.

*** 족저근막염의 치유방법은 한국골프통증협회에 문의한다.**

5) 한의학에서의 족저근막염 치료 핵심 혈

❶ 구허 혈

• 바로 누워서 발을 굴절하면 바깥쪽 복사뼈의 앞쪽 아래 움푹 들어간 부위이다.

• 핵심질환은 족관절 염좌, 좌골신경통 담낭염 등이다.

* 외측은 구허 혈, 내측은 상구 혈이다.

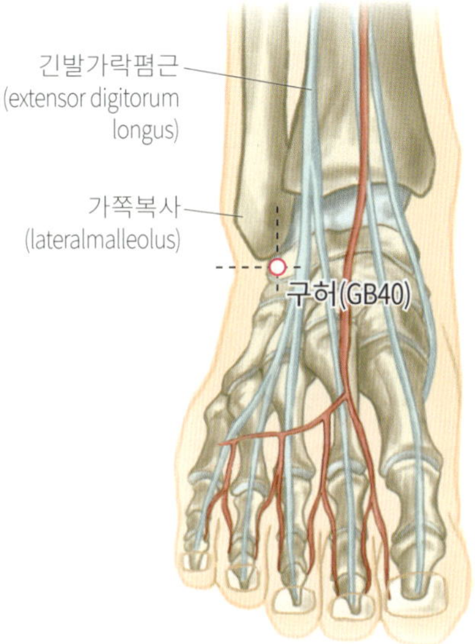

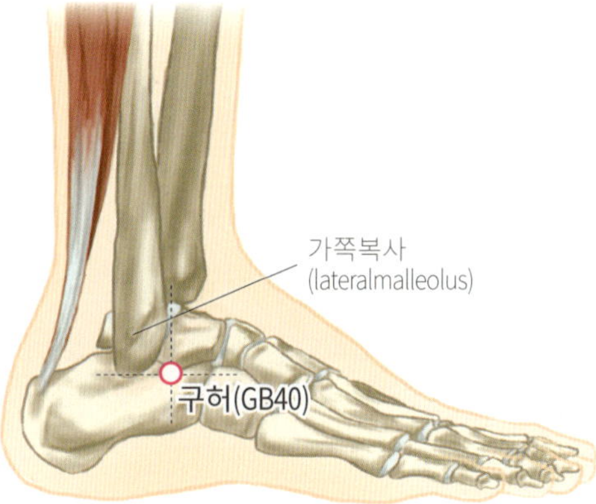

❷ 곤륜 혈

• 바깥쪽 복사뼈와 아킬레스건과의 중간에 오목한 부위이다.

• 핵심질환은 족관절염좌, 아킬레스건염, 두통, 항강(목이뻑뻣하고 아프며, 잘 돌아가지 못함) 이다.

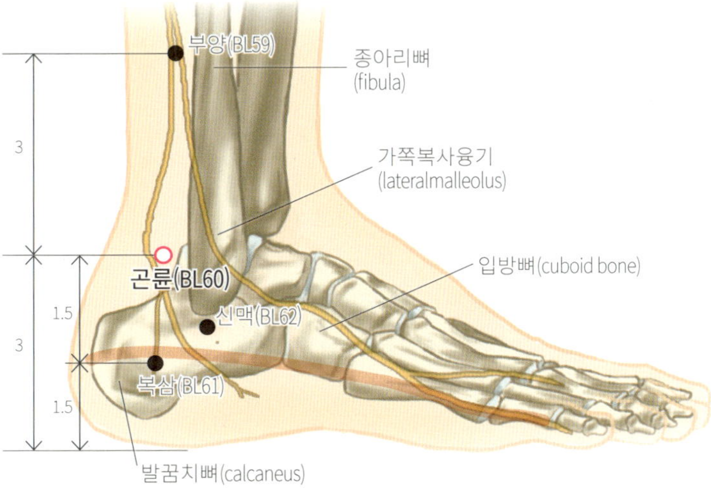

4

12경락(經絡)과 기경팔맥(奇經八脈)

1. 경락(經絡)과 경기(經氣)

1) 경락

경락(經絡)은 경맥(經脈)과 낙맥(絡脈)을 아울러 말하는 것이다.

① 경맥

경(經)은 줄기가 지나간다는 뜻으로 기혈(氣血)을 운행하여 체내의 각 부분을 연결하는 간선도로(幹線道路)로 볼 수 있다. 정경(正經)과 기경(奇經)으로 나뉘며 각각이 하나의 계통을 이룬다.

② 낙맥

낙(絡)은 각각을 이어준다는 뜻으로 전신의 조직을 그물처럼 연결하여 영위기혈(營衛氣血)을 운행시키는 지선도로(支線道路)라 할 수있다. 대락(大絡)과 부락(浮絡), 손락(孫絡)으로 세분화된다.

인체에서 기혈(氣血)이 종(縱)으로 흐르는 큰 도로가 경(經)이라면 이를 횡(橫)으로 얽어매는 작은 도로가 락(絡)이 된다. 그래서 경락(經絡)을 제대로 알면 기혈(氣血)이 막혀 일어나는 병적(病的)인 증상들을 쉽게 다스릴 수가 있는 것이다.

2) 경기(經氣)

12정경과 임맥, 독맥은 고유(固有)한 경맥이 있고 그 경맥을 타고 흐르는 기를 경기(經氣)라고 한다. 이는 인체의 정상적(正常的) 활동능력과 질병을 방어하는 능력을 뜻하고 진기(眞氣)라고도 한다.

이 경기가 경맥을 타고 흐르다가 체표에 혈(穴)자리를 중간중간 맺어 놓으니 그것이 경혈이 된다. 이 경혈은 해당되는 경맥과 주변의 조직에 의해서 모여든 기(氣)에 차이가 있어 주치(主治)가 달라진다.

2. 12경맥 경기(經氣)의 유주도(流注道)

12경맥

- 수태음폐경手太陰肺經
- 수양명대장경手陽明大腸經
- 족양명위경足陽明胃經
- 족태음비경足太陰脾經
- 수소음심경手少陰心經
- 수태양소장경手太陽小腸經
- 족대양방광경足太陽膀胱經
- 족소음신경足少陰腎經
- 수궐음심포경手厥陰心包經
- 수소양삼초경手少陽三焦經
- 족소양담경足少陽膽經
- 족궐음간경足厥陰肝經

1) 수태음폐경(手太陰肺經)

① **중부**中府, ② **운문혈**雲門穴을 맺고

요측연橈側緣을 따라 하행하면서

③ **천부**天府,

④ **협백**俠白을 맺으며

⑤ **척택**尺澤을 맺고

요골외측연橈骨外側緣을 따라

⑥ **공최**孔最를 맺으며

⑦ **열결**列缺, ⑧ **경거**經渠, ⑨ **태연**太淵을 맺고

손바닥의 적백육제赤白肉際를 지나면서

⑩ **어제**魚際를 맺고 나서

⑪ **소상혈**少商穴에서 끝난다.

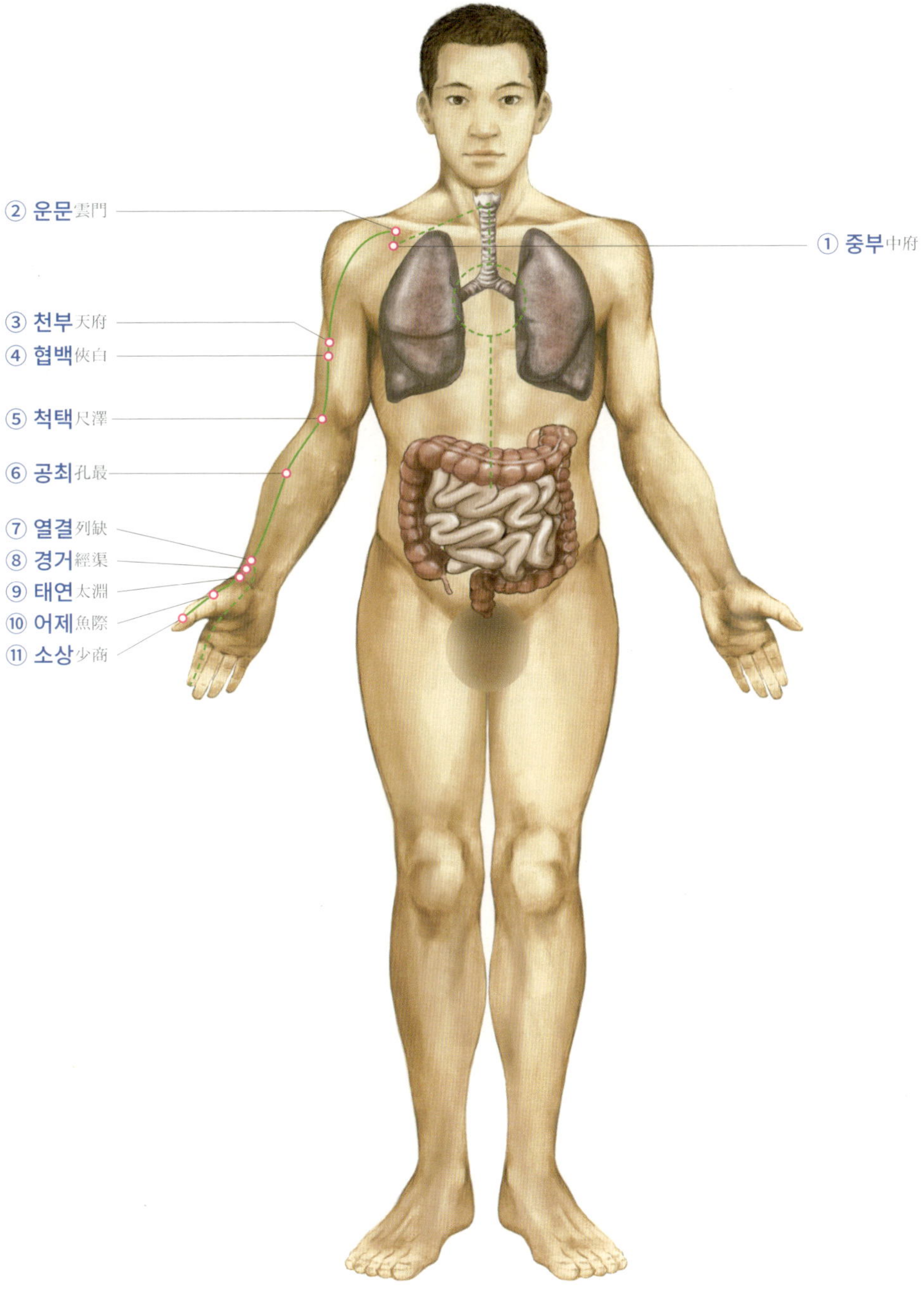

② 운문雲門
① 중부中府
③ 천부天府
④ 협백俠白
⑤ 척택尺澤
⑥ 공최孔最
⑦ 열결列缺
⑧ 경거經渠
⑨ 태연太淵
⑩ 어제魚際
⑪ 소상少商

2) 수양명대장경(手陽明大腸經)

① **상양혈**商陽穴에서 시작하여 ② **이간**二間, ③ **삼간**三間을 맺으며

④ **합곡혈**合谷穴을 지나

⑤ **양계**陽谿를 맺고

⑥ **편력**偏歷, ⑦ **온류**溫溜, ⑧ **하렴**下廉, ⑨ **상렴**上廉, ⑩ **수삼리**手三里를 맺고

⑪ **곡지혈**曲池穴을 지나

⑫ **주료**肘髎, ⑬ **수오리**手五里, ⑭ **비노**臂臑를 거쳐

⑮ **견우**肩髃, ⑯ **거골**巨骨을 맺으며

결분혈缺盆穴에서 상향하여

⑰ **천정**天鼎, ⑱ **부돌**扶突을 지나고

⑲ **화료**禾髎, ⑳ **영향**迎香을 끼고 위로 올라간다.

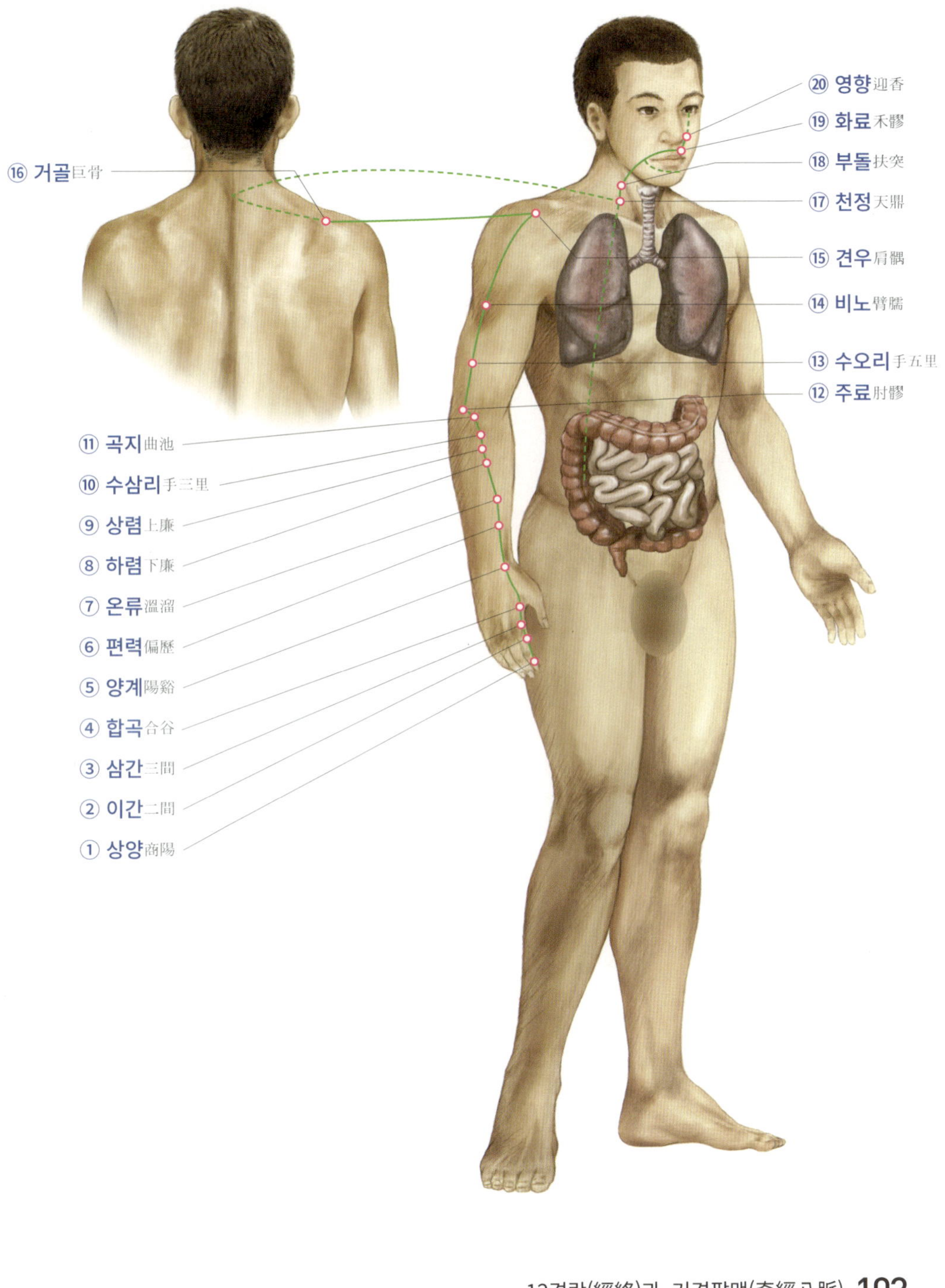

⑳ 영향迎香
⑲ 화료禾髎
⑱ 부돌扶突
⑰ 천정天鼎
⑯ 거골巨骨
⑮ 견우肩髃
⑭ 비노臂臑
⑬ 수오리手五里
⑫ 주료肘髎
⑪ 곡지曲池
⑩ 수삼리手三里
⑨ 상렴上廉
⑧ 하렴下廉
⑦ 온류溫溜
⑥ 편력偏歷
⑤ 양계陽谿
④ 합곡合谷
③ 삼간三間
② 이간二間
① 상양商陽

3) 족양명위경(足陽明胃經)

눈 밑에

① **승읍**承泣, ② **사백**四白, ③ **거료**巨髎를 지나

④ **지창**地倉을 맺으며

⑤ **대영혈**大迎穴과 ⑥ **협차**頰車를 지나 ⑦ **하관**下關에서 귀주위에 분포한다.

⑧ **두유**頭維를 지나

⑨ **인영혈**人迎穴에 이르고

⑩ **수돌**水突에서 대추혈大椎穴를 교회하고

⑪ **기사**氣舍, ⑫ **결분**缺盆을 거쳐

⑬ **기호**氣戶, ⑭ **고방**庫房, ⑮ **옥예**屋翳, ⑯ **응창**膺窓, ⑰ **유중**乳中, ⑱ **유근**乳根을 맺고서 ⑲ **불용**不容, ⑳ **승만**承滿, ㉑ **양문**梁門, ㉒ **관문**關門, ㉓ **태을**太乙, ㉔ **활육문**滑肉門, 제중臍中옆에 ㉕ **천추**天樞, ㉖ **외능**外陵, ㉗ **대거**大巨, ㉘ **수도**水道, ㉙ **귀래**歸來, ㉚ **기충**氣衝을 맺으며 서혜부鼠蹊部에 진입한다.

하행하여 대퇴의

㉛ **비관혈**髀關穴, ㉜ **복토**伏兎, ㉝ **음시**陰市를 맺고 ㉞ **양구**梁丘 ㉟ **독비**犢鼻에서 ㊱ **족삼리**足三里, ㊲ **상거허**上巨虛, ㊳ **조구**條口, ㊴ **하거허**下巨虛, ㊵ **풍륭**豊隆을 맺고

발등 가운데로 내려오면서

㊶ **해계**解谿, ㊷ **충양**衝陽, ㊸ **함곡**陷谷, ㊹ **내정**內庭을 지나 ㊺ **려태혈**厲兌穴에서 끝난다.

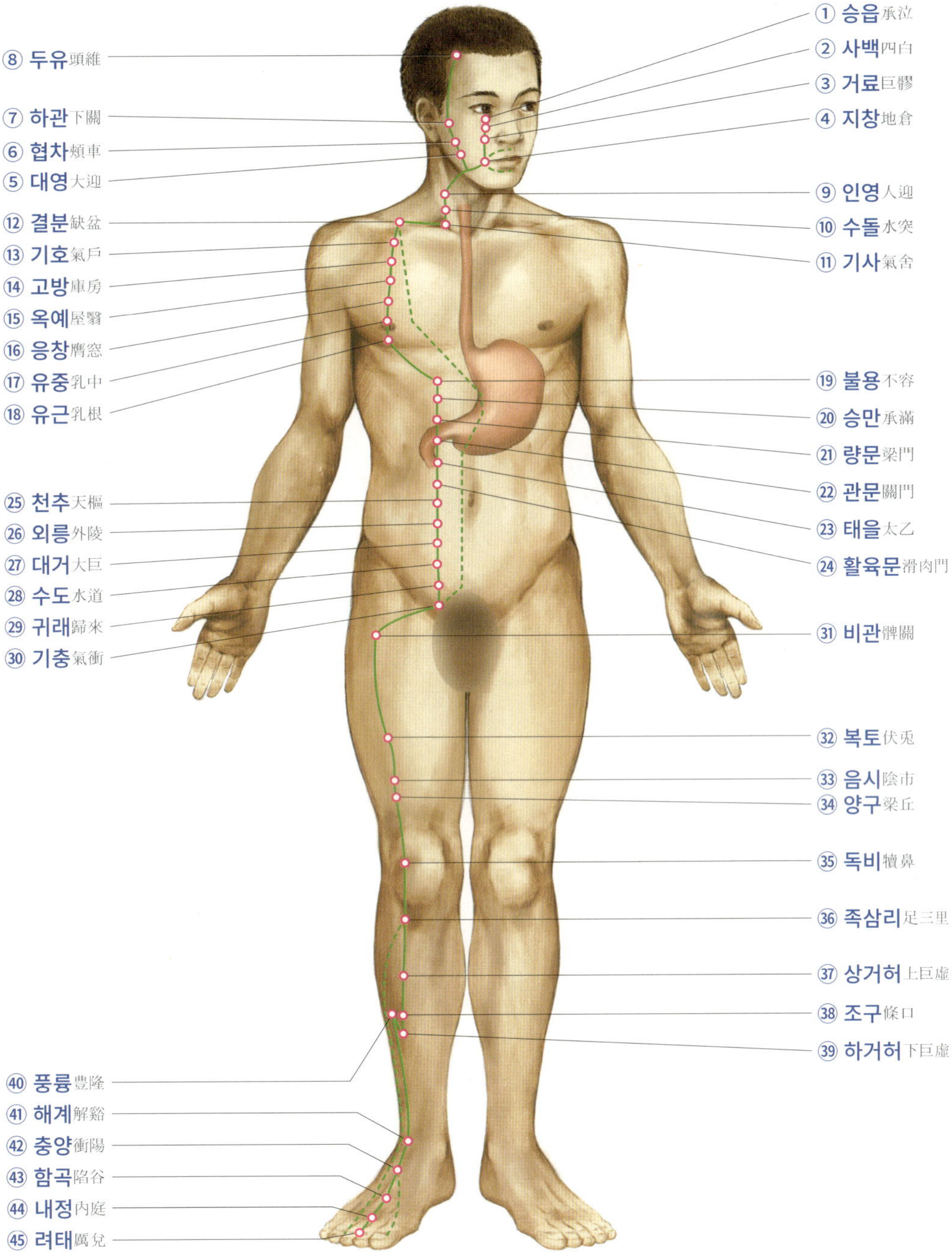
① 승읍承泣
② 사백四白
③ 거료巨髎
④ 지창地倉
⑤ 대영大迎
⑥ 협차頰車
⑦ 하관下關
⑧ 두유頭維
⑨ 인영人迎
⑩ 수돌水突
⑪ 기사氣舍
⑫ 결분缺盆
⑬ 기호氣戶
⑭ 고방庫房
⑮ 옥예屋翳
⑯ 응창膺窓
⑰ 유중乳中
⑱ 유근乳根
⑲ 불용不容
⑳ 승만承滿
㉑ 량문梁門
㉒ 관문關門
㉓ 태을太乙
㉔ 활육문滑肉門
㉕ 천추天樞
㉖ 외릉外陵
㉗ 대거大巨
㉘ 수도水道
㉙ 귀래歸來
㉚ 기충氣衝
㉛ 비관髀關
㉜ 복토伏兎
㉝ 음시陰市
㉞ 양구梁丘
㉟ 독비犢鼻
㊱ 족삼리足三里
㊲ 상거허上巨虛
㊳ 조구條口
㊴ 하거허下巨虛
㊵ 풍륭豐隆
㊶ 해계解谿
㊷ 충양衝陽
㊸ 함곡陷谷
㊹ 내정內庭
㊺ 려태厲兌

4) 족태음비경(足太陰脾經)

① **은백혈**隱白穴에서 시작하여

② **대도**大都,

③ **태백**太白을 맺고

④ **공손혈**公孫穴에서

⑤ **상구혈**商丘穴을 맺고

⑥ **삼음교**三陰交에서 족소음신경, 족궐음간경과 교차하고

상행하면서

⑦ **루곡**漏谷, ⑧ **지기**地機를 맺고

⑨ **음릉천**陰陵泉의 위로 해서

⑩ **혈해**血海, ⑪ **기문**箕門을 통과한 후

⑫ **충문**衝門, ⑬ **부사**府舍, ⑭ **복결**腹結, ⑮ **대횡**大橫, ⑯ **복애혈**腹哀穴을 맺으며

⑰ **식두**食竇, ⑱ **천계**天谿, ⑲ **흉향**胸鄉, ⑳ **주영**周榮을 맺으며

㉑ **대포**大包를 맺는다.

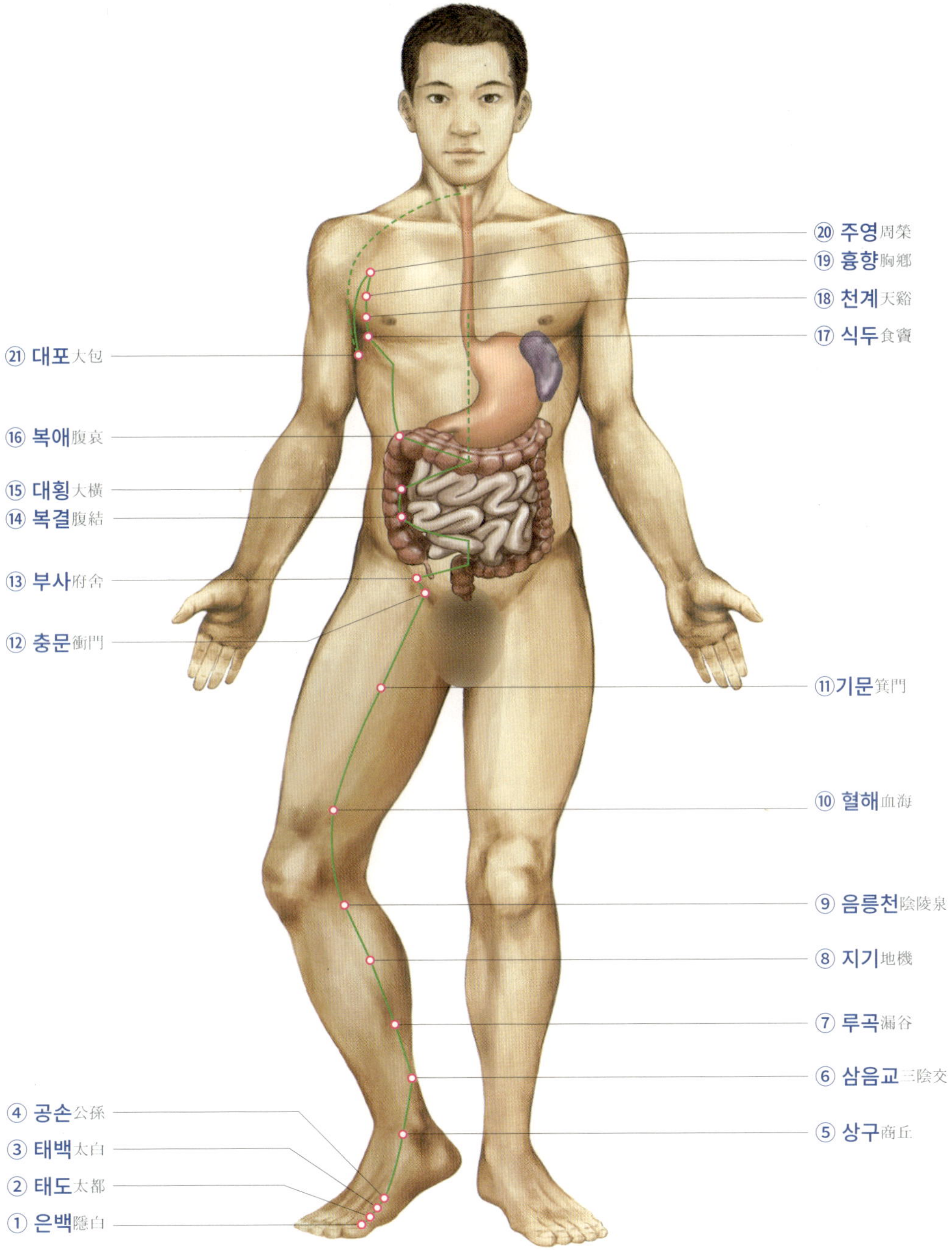

⑳ 주영周榮
⑲ 흉향胸鄕
⑱ 천계天谿
⑰ 식두食竇
㉑ 대포大包
⑯ 복애腹哀
⑮ 대횡大橫
⑭ 복결腹結
⑬ 부사府舍
⑫ 충문衝門
⑪기문箕門
⑩ 혈해血海
⑨ 음릉천陰陵泉
⑧ 지기地機
⑦ 루곡漏谷
⑥ 삼음교三陰交
④ 공손公孫
⑤ 상구商丘
③ 태백太白
② 태도太都
① 은백隱白

5) 수소음심경(手少陰心經)

① **극천혈**極泉穴을 맺고

② **청영**靑靈을 거쳐

③ **소해**少海를 맺고서

④ **영도**靈道,

⑤ **통리**通里,

⑥ **음극**陰隙,

⑦ **신문**神門혈을 맺은 다음

⑧ **소부**少府를 맺고

⑨ **소충혈**少衝穴에서 끝난다.

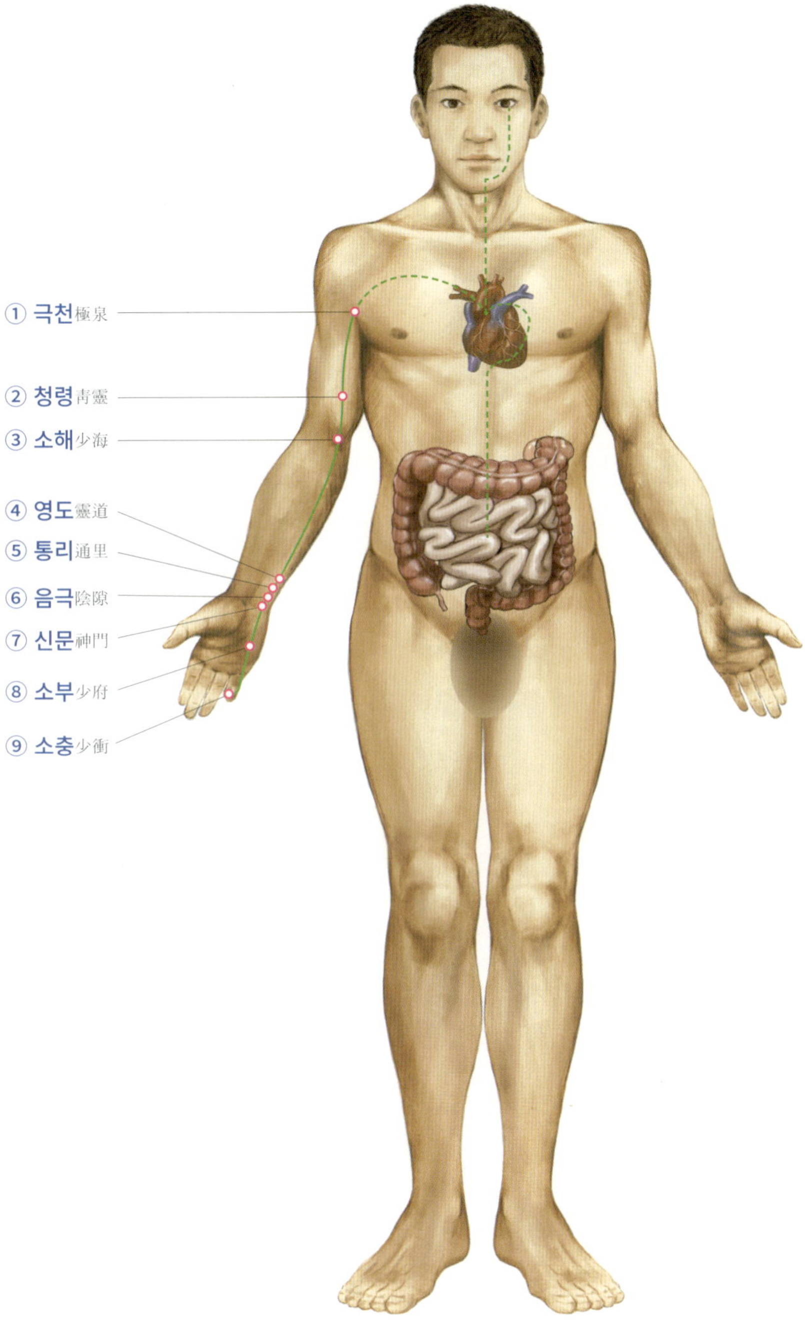
① 극천極泉
② 청령青靈
③ 소해少海
④ 영도靈道
⑤ 통리通里
⑥ 음극陰隙
⑦ 신문神門
⑧ 소부少府
⑨ 소충少衝

6) 수태양소장경(手太陽小腸經)

① **소택**少澤에서 시작하여

② **전곡**前谷, ③ **후계**後谿, ④ **완골**腕骨을 맺으며

⑤ **양곡**陽谷, ⑥ **양로**養老를 거쳐

⑦ **지정**支正을 맺고서

⑧ **소해혈**小海穴을 맺은 후

⑨ **견정혈**肩貞血

⑩ **노유**臑兪

⑪ **천종**天宗을

⑫ **병풍**秉風, ⑬ **곡원**曲垣, ⑭ **견외유**肩外兪, ⑮ **견중유**肩中兪를 맺은 다음

⑯ **천창**天窓, ⑰ **천용**天容을 맺으며

⑲ **청궁혈**聽宮穴

⑱ **관료혈**顴髎穴을 맺는다.

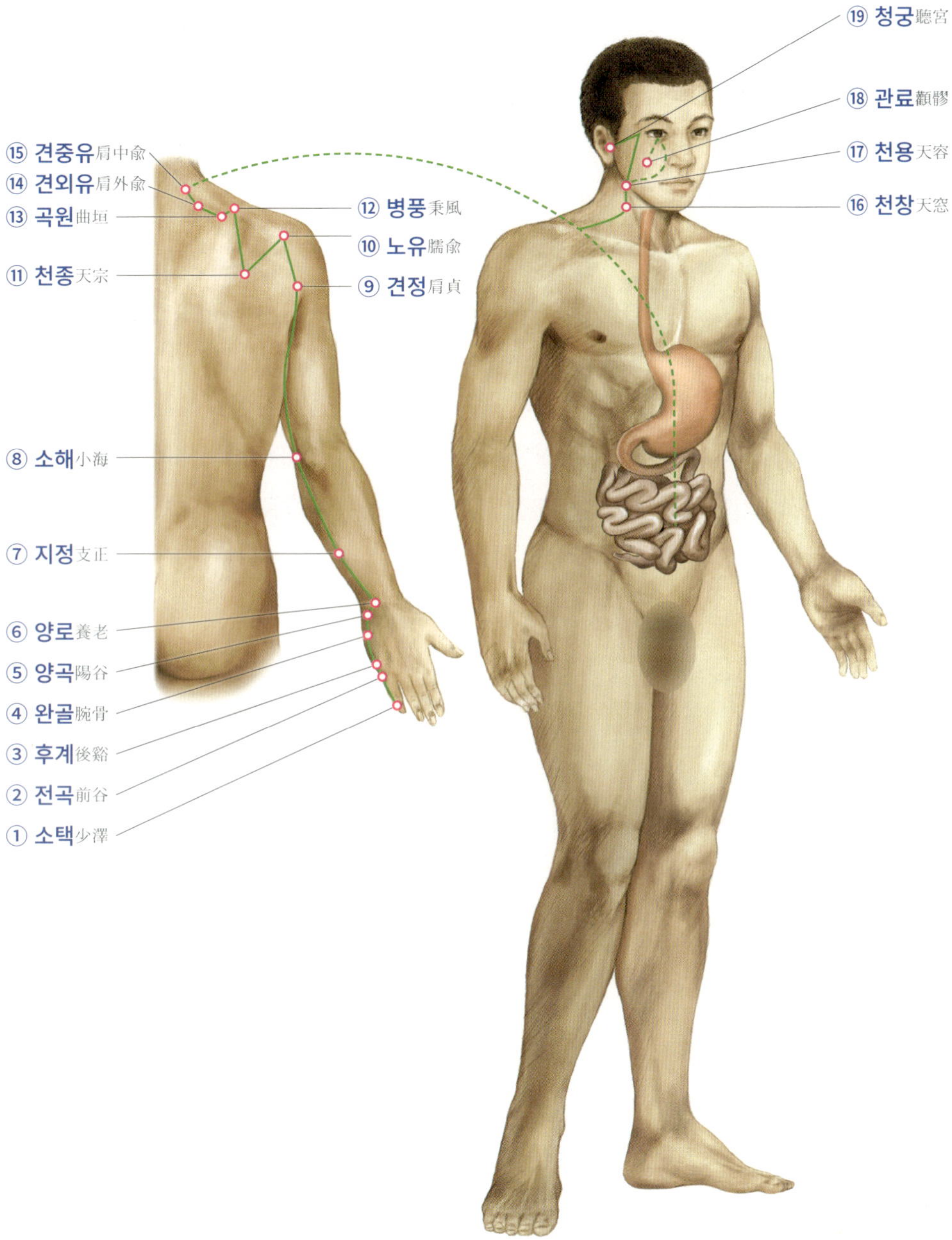
⑮ 견중유肩中兪
⑭ 견외유肩外兪
⑬ 곡원曲垣
⑪ 천종天宗
⑫ 병풍秉風
⑩ 노유臑兪
⑨ 견정肩貞
⑧ 소해小海
⑦ 지정支正
⑥ 양로養老
⑤ 양곡陽谷
④ 완골腕骨
③ 후계後谿
② 전곡前谷
① 소택少澤
⑲ 청궁聽宮
⑱ 관료顴髎
⑰ 천용天容
⑯ 천창天窓

7) 족태양방광경(足太陽膀胱經)

① **정명**睛明에서 ② **찬죽**攢竹을 맺고서

③ **미충**眉衝, ④ **곡차**曲差, ⑤ **오처**五處, ⑥ **승광**承光, ⑦ **통천**通天을 맺으며 다시

⑧ **락각**絡却을 맺고서

⑨ **옥침**玉枕, ⑩ **천주**天柱를 맺으며

도도옆에

⑪ **대저**大杼, ⑫ **풍문**風門, ⑬ **폐유**肺兪, ⑭ **궐음유**厥陰兪, ⑮ **심유**心兪, ⑯ **독유**督兪,

⑰ **격유**膈兪, ⑱ **간유**肝兪, ⑲ **담유**膽兪, ⑳ **비유**脾兪, ㉑ **위유**胃兪, ㉒ **삼초유**三焦兪,

㉓ **신유**腎兪, ㉔ **기해유**氣海兪, ㉕ **대장유**大腸兪, ㉖ **관원유**關元兪, ㉗ **소장유**小腸兪,

㉘ **방광유**膀胱兪, ㉙ **중려유**中膂兪, ㉚ **백환유**白環兪, ㉛ **상료**上髎, ㉜ **차료**次髎,

㉝ **중료**中髎, ㉞ **하료**下髎, ㉟ **회양**會陽, ㊱ **승부**承扶, ㊲ **은문**殷門, ㊳ **부극**浮隙,

㊴ **위양**委陽, ㊵ **위중**委中을 맺는다.

㊶ **부분**附分, ㊷ **백호**魄戶, ㊸ **고황**膏肓, ㊹ **신당**神堂, ㊺ **의희**譩譆, ㊻ **격관**膈關,

㊼ **혼문**魂門, ㊽ **양강**陽綱, ㊾ **의사**意舍, ㊿ **위창**胃倉, (51) **황문**肓門,

(52) **지실**志室을 거쳐

(53) **포황**胞肓, (54) **질변**秩邊을 맺고서

(55) **합양**合陽, (56) **승근**承筋, (57) **승산**承山, (58) **비양**飛揚, (59) **부양**跗陽을 거쳐

(60) **곤륜**崑崙으로 천출淺出하여

(61) **복삼**僕參, (62) **신맥**申脈, (63) **금문**金門, (64) **경골**京骨, (65) **속골**束骨,

(66) **족통곡**足通谷을 지나 (67) **지음혈**至陰穴을 맺는다.

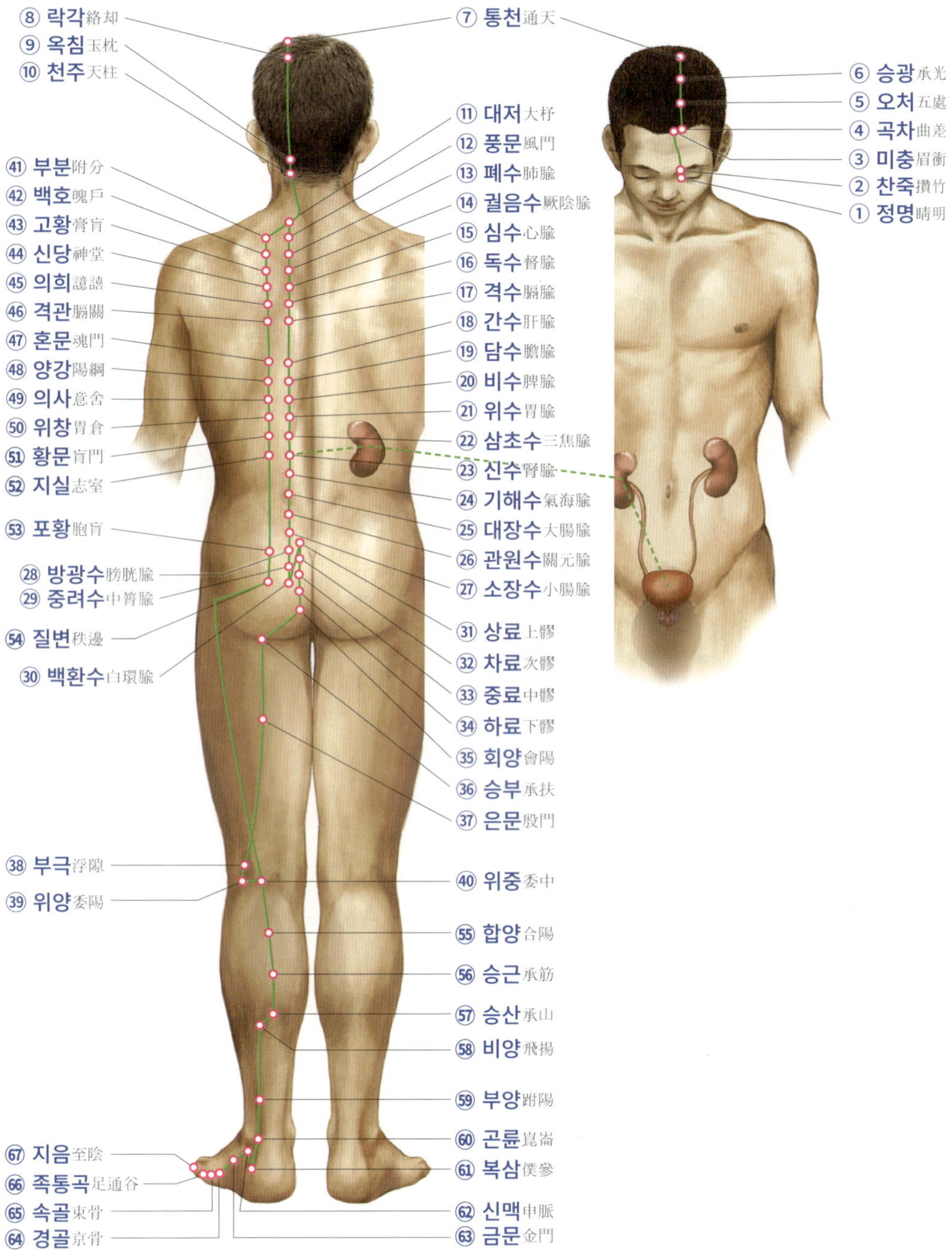
⑧ 락각絡却
⑨ 옥침玉枕
⑩ 천주天柱
㊶ 부분附分
㊷ 백호魄戶
㊸ 고황膏肓
㊹ 신당神堂
㊺ 의희譩譆
㊻ 격관膈關
㊼ 혼문魂門
㊽ 양강陽綱
㊾ 의사意舍
㊿ 위창胃倉
51 황문肓門
52 지실志室
53 포황胞肓
㉘ 방광수膀胱腧
㉙ 중려수中膂腧
54 질변秩邊
㉚ 백환수白環腧
㊳ 부극浮隙
㊴ 위양委陽
67 지음至陰
66 족통곡足通谷
65 속골束骨
64 경골京骨
⑦ 통천通天
⑪ 대저大杼
⑫ 풍문風門
⑬ 폐수肺腧
⑭ 궐음수厥陰腧
⑮ 심수心腧
⑯ 독수督腧
⑰ 격수膈腧
⑱ 간수肝腧
⑲ 담수膽腧
⑳ 비수脾腧
㉑ 위수胃腧
㉒ 삼초수三焦腧
㉓ 신수腎腧
㉔ 기해수氣海腧
㉕ 대장수大腸腧
㉖ 관원수關元腧
㉗ 소장수小腸腧
㉛ 상료上髎
㉜ 차료次髎
㉝ 중료中髎
㉞ 하료下髎
㉟ 회양會陽
㊱ 승부承扶
㊲ 은문殷門
㊵ 위중委中
55 합양合陽
56 승근承筋
57 승산承山
58 비양飛揚
59 부양跗陽
60 곤륜崑崙
61 복삼僕參
62 신맥申脈
63 금문金門
⑥ 승광承光
⑤ 오처五處
④ 곡차曲差
③ 미충眉衝
② 찬죽攢竹
① 정명睛明

8) 족소음신경(足少陰腎經)

① **용천혈**湧泉穴을 맺은 후

② **연곡**然谷을 거쳐

③ **태계**太谿, ④ **태종**太鐘, ⑤ **수천**水泉, ⑥ **조해**照海를 맺으며

⑦ **복류**復溜, ⑧ **교신**交信, ⑨ **축빈**築賓을 맺으며

⑩ **음곡**陰谷을 맺고

⑪ **횡골**橫骨, ⑫ **대혁**大赫, ⑬ **기혈**氣穴, ⑭ **사만**四滿, ⑮ **중주**中注,

⑯ **황유**肓兪를 맺어 콩팥에 입속入屬하고

⑰ **상곡**商曲, ⑱ **석관**石關, ⑲ **음도**陰都, ⑳ **통곡**通谷, ㉑ **유문**幽門을 맺고

㉒ **보랑**步廊, ㉓ **신봉**神封, ㉔ **영허**靈墟, ㉕ **신장**神藏, ㉖ **욱중**彧中,

㉗ **유부**兪府를 맺는다.

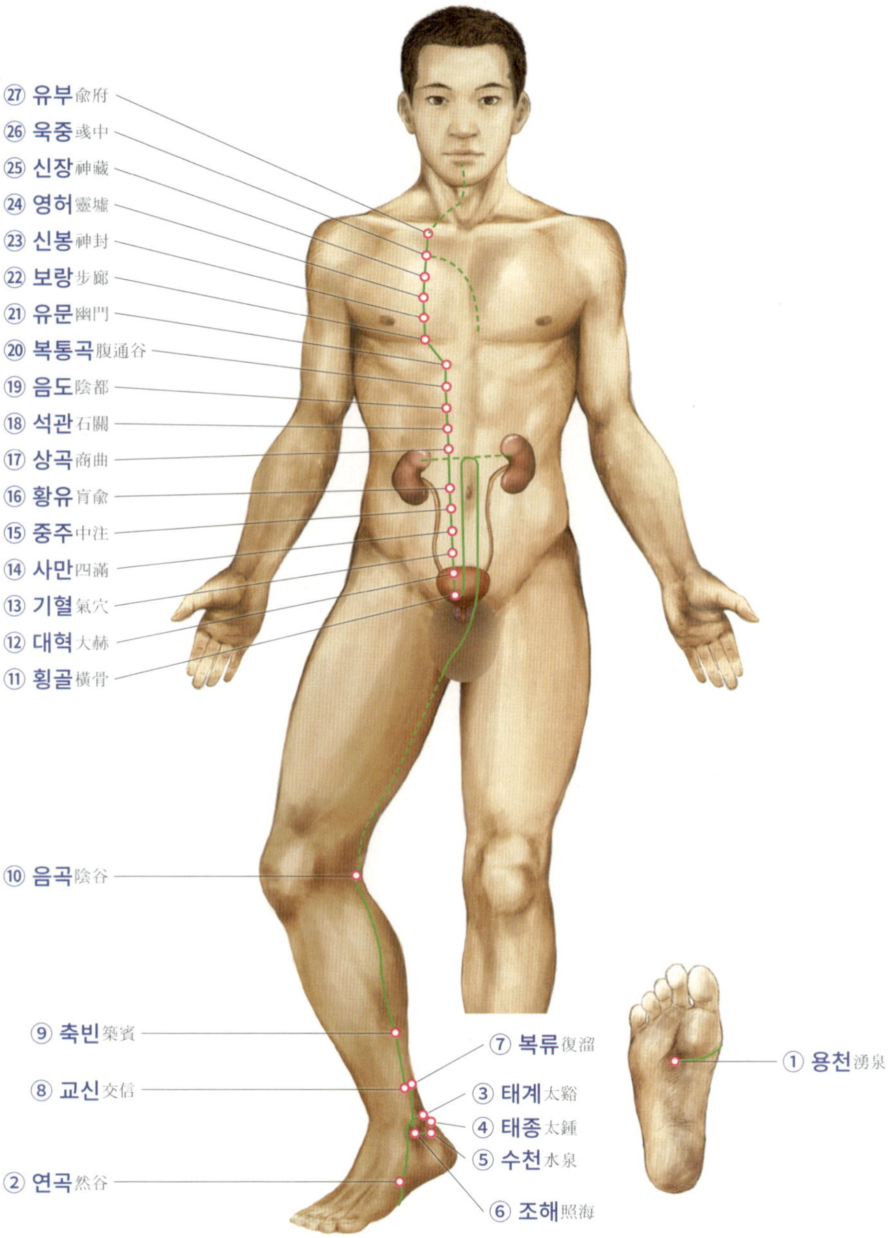
㉗ 유부兪府
㉖ 욱중彧中
㉕ 신장神藏
㉔ 영허靈墟
㉓ 신봉神封
㉒ 보랑步廊
㉑ 유문幽門
⑳ 복통곡腹通谷
⑲ 음도陰都
⑱ 석관石關
⑰ 상곡商曲
⑯ 황유肓兪
⑮ 중주中注
⑭ 사만四滿
⑬ 기혈氣穴
⑫ 대혁大赫
⑪ 횡골橫骨
⑩ 음곡陰谷
⑨ 축빈築賓
⑧ 교신交信
② 연곡然谷
⑦ 복류復溜
③ 태계太谿
④ 태종太鍾
⑤ 수천水泉
⑥ 조해照海
① 용천湧泉

9) 수궐음심포경(手厥陰心包經)

① **천지혈**天池穴을 맺고

② **천천혈**天泉穴을 맺은 후

③ **곡택혈**曲澤穴을 맺으며

④ **극문**隙門,

⑤ **간사**間使,

⑥ **내관**內關을 지나

⑦ **태능혈**太陵穴을 맺은 다음

⑧ **노궁혈**勞宮穴을 거쳐

⑨ **중충**中衝에서 끝난다.

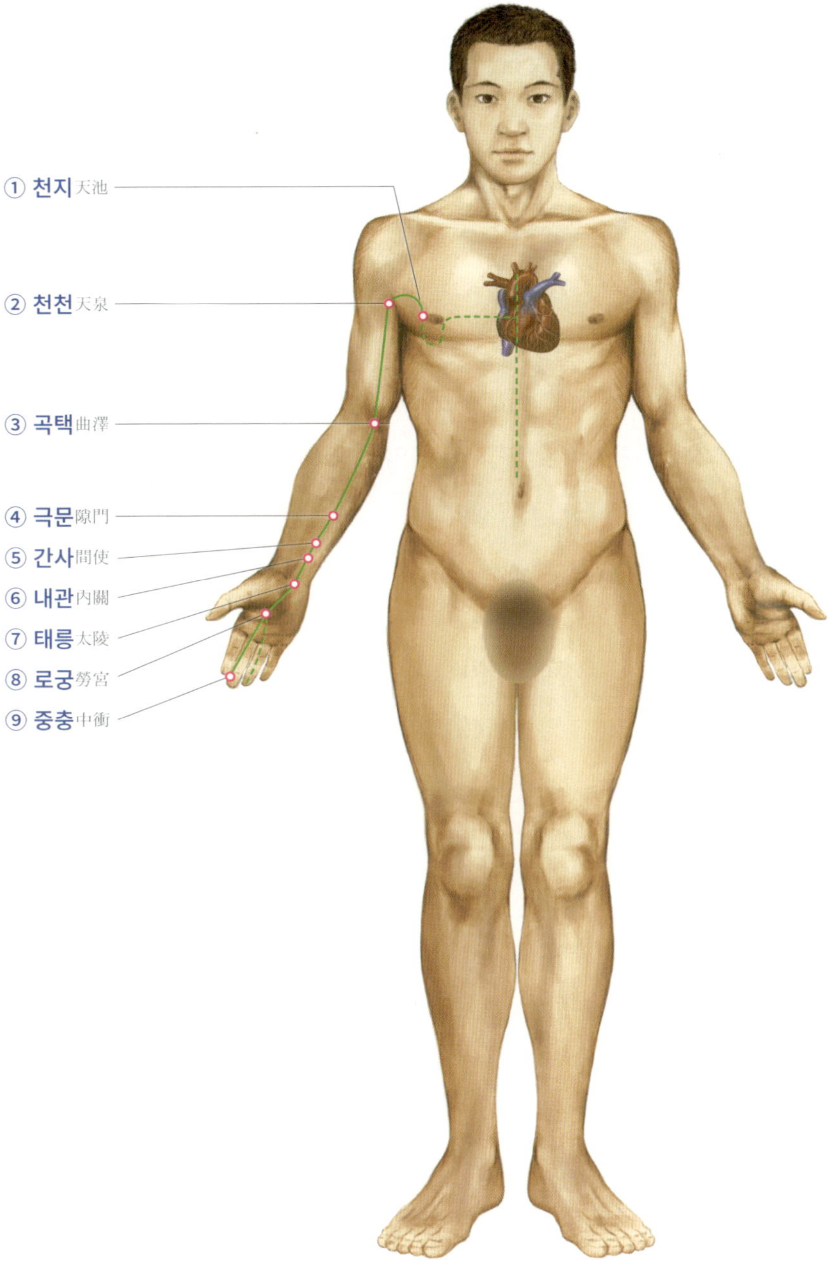

① 천지天池
② 천천天泉
③ 곡택曲澤
④ 극문隙門
⑤ 간사間使
⑥ 내관內關
⑦ 태릉太陵
⑧ 로궁勞宮
⑨ 중충中衝

10) 수소양삼초경(手少陽三焦經)

① **관충**關衝에서 시작하여

② **액문**液門, ③ **중저**中渚를 맺고 손목에 ④ **양지혈**陽池穴을 맺은 후

⑤ **외관**外關, ⑥ **지구**支溝, ⑦ **회종**會宗, ⑧ **삼양락**三陽絡, ⑨ **사독**四瀆을 지나

⑩ **천정혈**天井穴을 맺고

⑪ **청냉연**淸冷淵, ⑫ **소락**消濼, ⑬ **노회**臑會를 맺어 어깨에 이르러

⑭ **견료**肩髎, ⑮ **천료**天髎를 맺는다.

⑯ **천유**天牖, ⑰ **예풍**翳風, ⑱ **계맥**瘈脈, ⑲ **로식**顱息, ⑳ **각손**角孫을 맺고

㉑**이문**耳門, ㉒ **화료**和髎, ㉓ **사죽공**絲竹空을 맺어 놓는다.

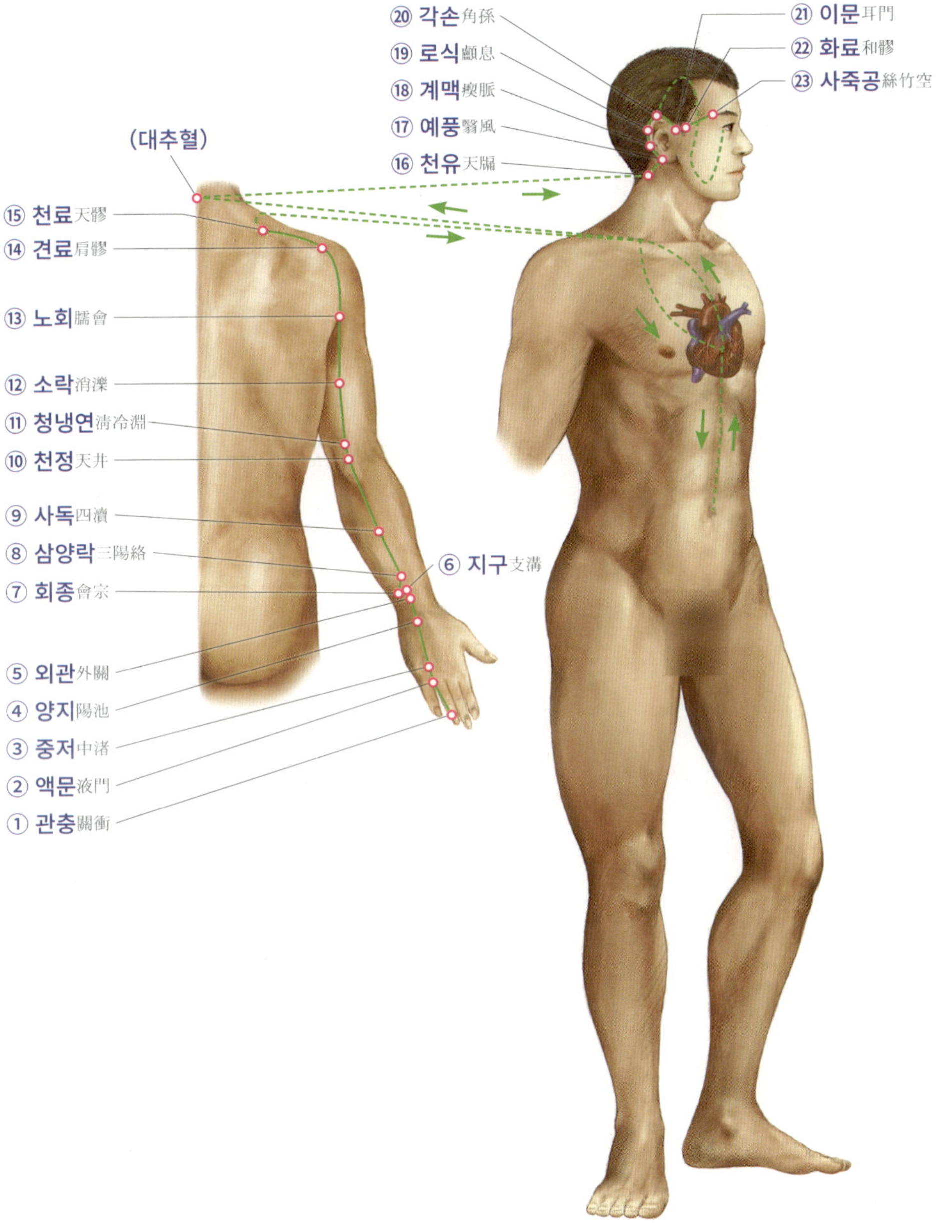
⑳ 각손角孫
⑲ 로식顱息
⑱ 계맥瘈脈
⑰ 예풍翳風
⑯ 천유天牖
㉑ 이문耳門
㉒ 화료和髎
㉓ 사죽공絲竹空
(대추혈)
⑮ 천료天髎
⑭ 견료肩髎
⑬ 노회臑會
⑫ 소락消濼
⑪ 청냉연清冷淵
⑩ 천정天井
⑨ 사독四瀆
⑧ 삼양락三陽絡
⑦ 회종會宗
⑥ 지구支溝
⑤ 외관外關
④ 양지陽池
③ 중저中渚
② 액문液門
① 관충關衝

11) 족소양담경(足少陽膽經)

①**동자료**瞳子髎에서 시작하여

②**청회**聽會, ③**상관**上關을 맺고

④**함염**頷厭, ⑤**현로**懸顱, ⑥**현리**懸釐, ⑦**곡빈**曲鬢을 맺고

⑧**솔곡**率谷, ⑨**천충**天衝, ⑩**부백**浮白, ⑪**두규음**頭竅陰, ⑫**완골**完骨을 맺는다.

⑬**본신**本神, ⑭**양백**陽白, ⑮**두임읍**頭臨泣, ⑯**목창**目窓, ⑰**정영**正營, ⑱**승령**承靈,

⑲**뇌공**腦空, ⑳**풍지**風池를 같이 맺고서 내려와

㉑**견정혈**肩井穴을 맺는다.

㉒**연액**淵液, ㉓**첩근**輒筋, ㉔**일월**日月을 맺고

㉕**경문**京門, ㉖**대맥**帶脈, ㉗**오추**五樞, ㉘**유도**維道, ㉙**거료**居髎를 맺고

㉚**환도혈**環跳穴을 맺고

㉛**풍시**風市, ㉜**중독**中瀆을 맺은 뒤

㉝**슬양관**膝陽關을 맺고

㉞**양능천**陽陵泉을 맺으며 계속해서

㉟**양교**陽交, ㊱**외구**外丘, ㊲**광명**光明, ㊳**양보**陽輔, ㊴**현종**懸鐘에 이르고

㊵**구허**丘墟를 지나 ㊶**족임읍**足臨泣, ㊷**지오회**地五會, ㊸**협계**俠谿를 맺고

㊹**족규음**足竅陰을 맺고서 끝난다.

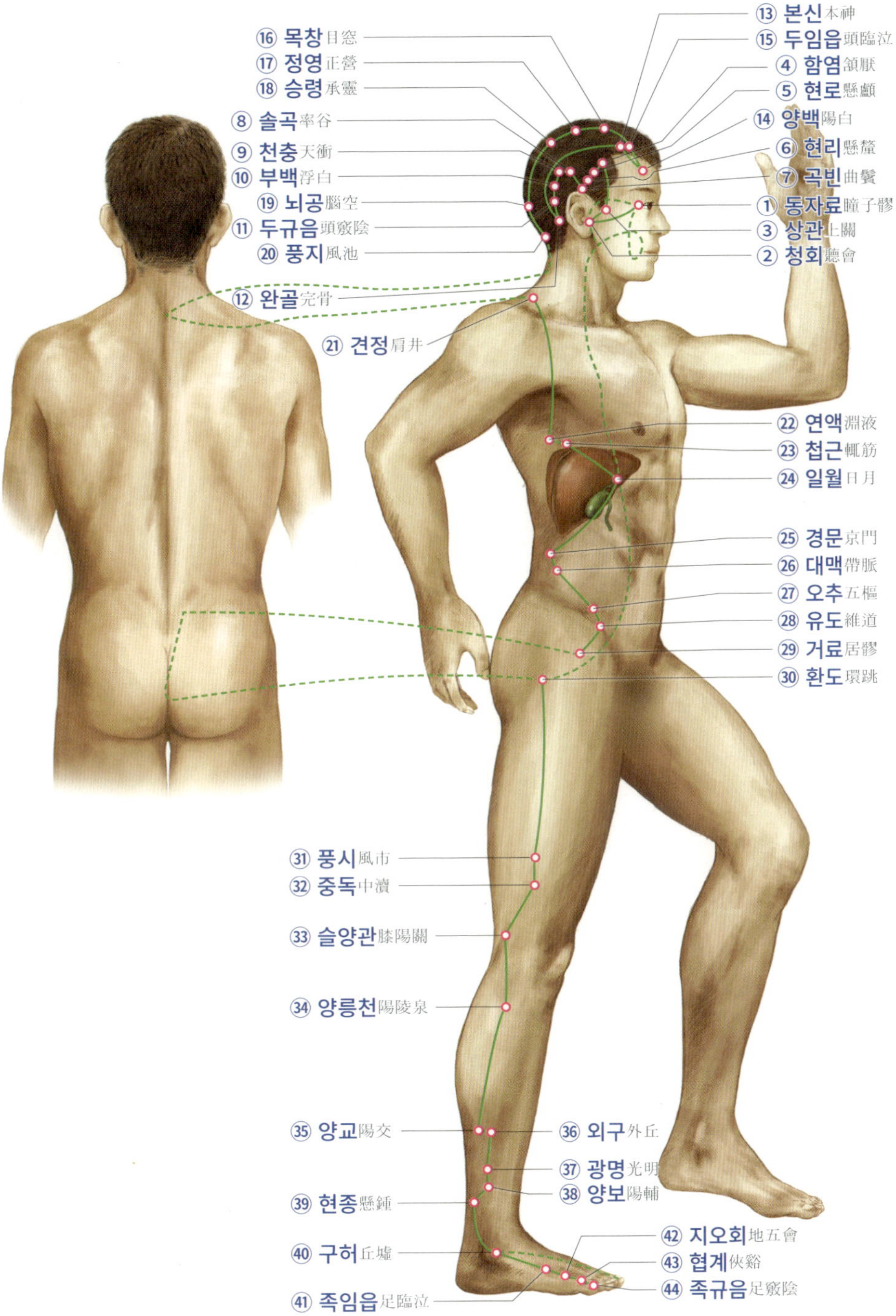
⑬ 본신本神
⑮ 두임읍頭臨泣
④ 함염頷厭
⑤ 현로懸顱
⑭ 양백陽白
⑥ 현리懸釐
⑦ 곡빈曲鬢
① 동자료瞳子髎
③ 상관上關
② 청회聽會
⑯ 목창目窓
⑰ 정영正營
⑱ 승령承靈
⑧ 솔곡率谷
⑨ 천충天衝
⑩ 부백浮白
⑲ 뇌공腦空
⑪ 두규음頭竅陰
⑳ 풍지風池
⑫ 완골完骨
㉑ 견정肩井
㉒ 연액淵液
㉓ 첩근輒筋
㉔ 일월日月
㉕ 경문京門
㉖ 대맥帶脈
㉗ 오추五樞
㉘ 유도維道
㉙ 거료居髎
㉚ 환도環跳
㉛ 풍시風市
㉜ 중독中瀆
㉝ 슬양관膝陽關
㉞ 양릉천陽陵泉
㉟ 양교陽交
㊱ 외구外丘
㊲ 광명光明
㊳ 양보陽輔
㊴ 현종懸鍾
㊵ 구허丘墟
㊶ 족임읍足臨泣
㊷ 지오회地五會
㊸ 협계俠谿
㊹ 족규음足竅陰

12) 족궐음간경(足厥陰肝經)

① **태돈**太敦에서 시작하여

② **행간**行間, ③ **태충**太衝, ④ **중봉**中封을 맺고

⑤ **려구**蠡溝, ⑥ **중도**中都를 맺고

⑦ **슬관**膝關, ⑧ **곡천**曲泉을 지나

⑨ **음포**陰包를 맺고

⑩ **족오리**足五里, ⑪ **음렴**陰廉, ⑫ **급맥**急脈을 맺은 다음

⑬ **장문혈**章門穴을 맺고서

⑭ **기문혈**期門穴을 맺는다.

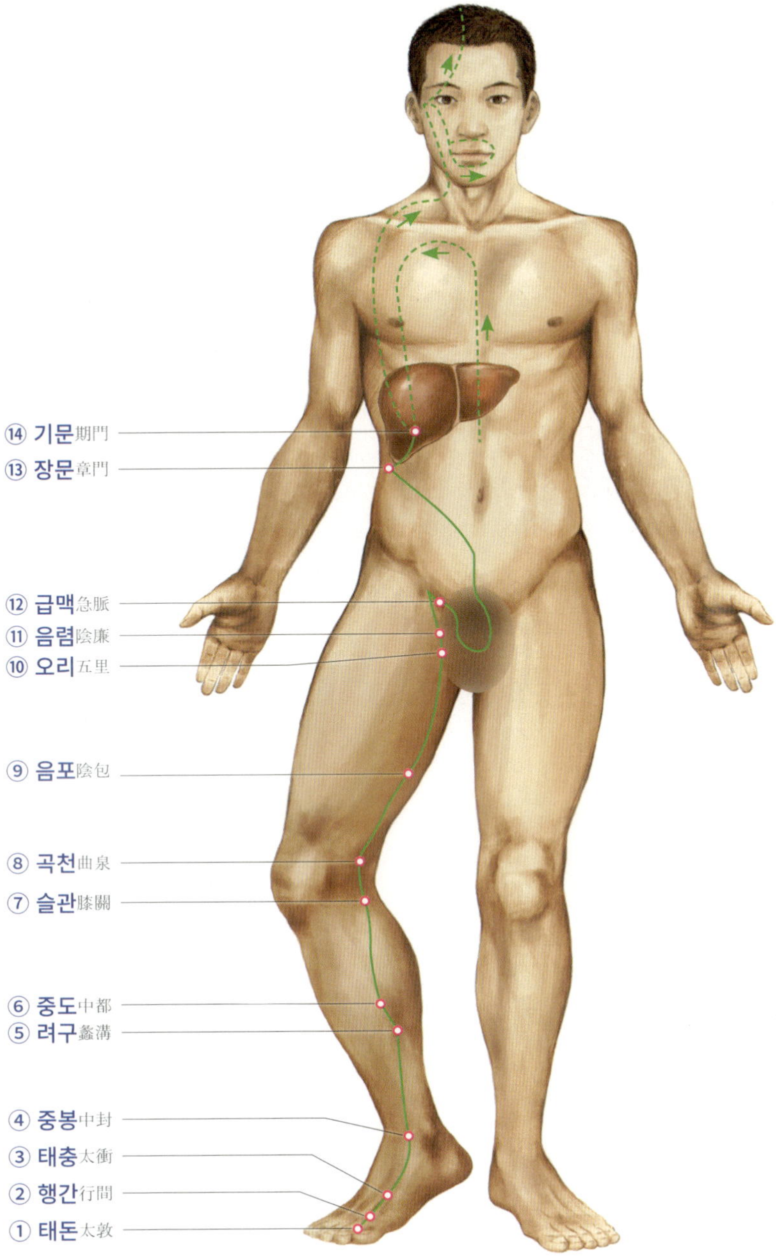
⑭ 기문期門
⑬ 장문章門
⑫ 급맥急脈
⑪ 음렴陰廉
⑩ 오리五里
⑨ 음포陰包
⑧ 곡천曲泉
⑦ 슬관膝關
⑥ 중도中都
⑤ 려구蠡溝
④ 중봉中封
③ 태충太衝
② 행간行間
① 태돈太敦

3. 기경팔맥(奇經八脈)

기경팔맥이란

인체에 경기(經氣)가 흐르는 기이한 경맥(經脈)이 8개가 있어 이를 기경팔맥(奇經八脈)이라 부르며, 임맥(任脈), 독맥(督脈), 충맥(衝脈), 대맥(帶脈), 양유맥(陽維脈), 음유맥(陰維脈), 양교맥(陽蹻脈), 음교맥(陰蹻脈)이 바로 그것이다.

이 기경(奇經)의 특징으로는 12정경과 같이 오장육부(五臟六腑)와 직접적인 관련은 없으며, 표리관계(表裏關係)도 귀속관계(歸屬關係)도 없다. 그 말뜻과 같이 혈기의 운행을 조절하는 특이한 통로로서 기능상으로 보자면 정경(正經)의 보조역할이라 하는 것이 타당(妥當)하다.

다만 임독이맥(任督二脈)은 고유의 경혈을 가지고 있어서 12정경과 임독맥을 합쳐서 14경맥이라 부르며, 나머지 여섯 기경(奇經)은 이 14경맥에 소속된 경혈로 이루어져 있다. 허나 병자(病者)를 다루자면 12정경보다는 기경팔맥(奇經八脈)으로 치료함이 훨씬 빠르고 또 효과도 높으며, 365개의 표준경혈(標準經穴)보다는 기혈(奇穴)이나 신혈(新穴)이 더 자주 쓰임은 어쩔 수 없는 현실이다.

기경팔맥奇經八脈	유주부위流注部位	경혈經穴 수數
독맥督脈	인체의 뒤 정중선正中線	28혈
임액任脈	인체의 앞 정중선正中線	24혈
충맥衝脈	임독이맥任督二脈의 고리	좌우 각12혈
대맥帶脈	배꼽부위 허리를 도는 고리	좌우 각3혈
양유맥陽維脈	발에서 머리의 측면 양경陽經	좌우 각18혈
음유맥陰維脈	족삼음경을 교회交會	좌우 각8혈
양교맥陽蹻脈	발에서 머리의 측면 양경陽經과 독맥	좌우 각13혈
음교맥陰蹻脈	발에서 안면顔面의 전면	좌우 각7혈

기경팔맥 경기의 유주도(流注道)

기경팔맥

- 독맥督脈 — ① 장강혈, ② 요유, ③ 요양관, ④ 명문, ⑤ 현추, ⑥ 척중, ⑦ 중추, ⑧ 근축, ⑨ 지양, ⑩ 영대, ⑪ 신도, ⑫ 신주, ⑬ 도도, ⑭ 대추, ⑮ 아문, ⑯ 풍부, ⑰ 뇌호, ⑱ 강간, ⑲ 후정, ⑳ 백회혈, ㉑ 전정, ㉒ 신회, ㉓ 상성, ㉔ 신정, ㉕ 소료, ㉖ 인중, ㉗ 태단, ㉘ 은교
- 임맥任脈 — ① 회음혈, ② 곡골, ③ 중극, ④ 관원, ⑤ 석문, ⑥ 기해, ⑦ 음교, ⑧ 신궐, ⑨ 수분, ⑩ 하완, ⑪ 건리, ⑫ 중완, ⑬ 상완, ⑭ 거궐, ⑮ 구미혈, ⑯ 중정, ⑰ 전중혈, ⑱ 옥당, ⑲ 자궁, ⑳ 화개, ㉑ 선기, ㉒ 천돌, ㉓ 염천, ㉔ 승장
- 충맥衝脈 — ① 기충혈, ② 횡골, ③ 대혁, ④ 기혈, ⑤ 사만, ⑥ 중주, ⑦ 황유, ⑧ 상곡, ⑨ 석관, ⑩ 음도, ⑪ 통곡, ⑫ 유문
- 대맥帶脈 — ① 대맥, ② 오추, ③ 유도
- 양유맥陽維脈 — ① 금문혈, ② 양교, ③ 거료, ④ 비노, ⑤ 노유, ⑥ 천료, ⑦ 견정, ⑧ 두유, ⑨ 본신, ⑩ 양백, ⑪ 두임읍, ⑫ 목창, ⑬ 정영, ⑭ 승령, ⑮ 뇌공, ⑯ 풍지, ⑰ 풍부, ⑱ 아문
- 음유맥陰維脈 — ① 축빈혈, ② 충문, ③ 부사, ④ 대횡, ⑤ 복애, ⑥ 기문, ⑦ 천돌, ⑧ 염천
- 양교맥陽蹻脈 — ① 신맥혈, ② 복삼, ③ 부양, ④ 거료, ⑤ 노유혈, ⑥ 거골, ⑦ 견우, ⑧ 지창, ⑨ 거료, ⑩ 승읍 ⑪ 정명혈, ⑫ 풍지혈, ⑬ 풍부혈
- 음교맥陰蹻脈 — ① 연곡, ② 태계, ③ 조해, ④ 교신, ⑤ 결분, ⑥ 인영, ⑦ 정명혈

기경팔맥의 개요

① **독맥**(督脈)

- 독맥은 양경맥(陽經脈)을 총괄감독한다.
- 회음부에서 시작하여 척주 중앙선을 따라 위로 목을 지나고 정수리의 백회혈(百會穴)을 지나서 윗잇몸의 은교(齦交)에 이른다

② **임맥**(任脈)

- 임맥은 음경맥(陰經脈)을 총괄임령한다.
- 하복부의 중극혈(中極穴) 부위에서 시작하여 척주내부를 따라 위로 오르며, 회음부로 내려가서 복부의 중앙선을 타고 아랫입술로 와서 좌우로 갈라져 안광하연(眼眶下緣)에 이른다.

③ **충맥**(衝脈)

- 충맥은 여성의 임신과 관계가 깊다.
- 하복부의 포중(胞中) 부위에서 시작하여 회음부로 내려가서 기충혈(氣衝穴)로 나와 척주내를 향해서 위로 오른다. 본맥(本脈)은 기충부에서 족소음신경을 따라 오르다가 유문혈(幽門穴)에서 흉부로 흩어졌다가 인후(咽喉)를 타고 입술을 돈다.

④ **대맥**(帶脈)

- 복부 둘레, 허리, 다리, 여성의 월경과 대하증과 관계가 깊다.
- 제11늑골단, 장문혈(章門穴)에서 시작하여 대맥혈(帶脈穴)로 나와 몸통을 한바퀴 돈 다음 오추(五樞), 유도(維道)혈과 교회한다.

⑤ **양유맥**(陽維脈)

- 제양경맥(諸陽經脈)을 얽어매니 양유(陽維)라 하며, 독맥까지도 두루 교회한다.
- 오한, 발열이 주된 증상으로 나타난다.
- 바깥 복사뼈 아래 금문혈(金門穴)에서 시작하여 거료(居髎)에 이르고, 옆구리 뒤편과 어깨 뒤쪽으로 해서 앞이마로 왔다가 뒤머리로 내려가 풍부(風府), 아문혈(啞門穴)에서 독맥과 교회한다.

⑥ **음유맥**(陰維脈)

– 족삼음경(足三陰經)을 얽어매니 음유(陰維)라 하며, 임맥도 교회(交會)한다.

– 심통(心痛)이 주된 증상으로 나타난다.

– 안쪽 복사뼈 위 축빈혈(築賓穴)에서 시작하여 충문(衝門)에서 기문(期門)을 거쳐 앞가슴을 지나서 천돌(天突), 염천(廉泉)에서 임맥과 교회한다.

⑦ **양교맥**(陽蹻脈)

– 제양경맥(諸陽經脈)과 독맥(督脈)의 양기(陽氣)가 탄탄해진다. 수소양삼초경은 제외

– 주된 증상으로는, 다리 안쪽은 늘어지고 바깥쪽은 근육이 팽팽해지며 정신이상, 불면증이 나타난다.

– 바깥 복사뼈 아래 신맥혈(申脈穴)에서 시작하여 거료(居髎)를 지나 옆구리, 어깨, 옆목을 거쳐서 입, 코, 눈으로 해서 귀 뒤로 돌아 풍부혈(風府穴)에서 머릿골로 들어간다.

⑧ **음교맥**(陰蹻脈)

– 족소음신경(足少陰腎經)과 거의 일치하며 목을 지나 정명혈(睛明穴)에 이른다.

– 주된 증상은, 다리 바깥부위 근육은 늘어지고 안쪽은 팽팽해지며 목구멍 통증과 잠이 많아진다.

– 안쪽 복사뼈 아래 연곡혈(然谷穴)에서 족소음신경(足少陰腎經)을 따라 상행하여 목의 결분(缺盆), 인영(人迎)을 지나 눈의 정명혈(睛明穴)에서 머릿골로 들어간다.

※ 병 치료에 있어서는 12정경보다 기경팔맥을 다루는 것이 훨씬 잘 낫는다. 그래서 기경팔맥의 유주(流注)를 깊게 공부하고 이에 따른 병증도 파악해 놓아야 한다.

1) 독맥(督脈)

① **장강혈**長强穴을 맺고서

② **요유**腰兪, ③ **요양관**腰陽關, ④ **명문**命門, ⑤ **현추**懸樞, ⑥ **척중**脊中,

⑦ **중추**中樞, ⑧ **근축**筋縮, ⑨ **지양**至陽, ⑩ **영대**靈臺, ⑪ **신도**神道,

⑫ **신주**身柱, ⑬ **도도**陶道를 거쳐

⑭ **대추**大椎, ⑮ **아문**啞門, ⑯ **풍부**風府를 맺은 다음

⑰ **뇌호**腦戶를 지나서 위로

⑱ **강간**强間, ⑲ **후정**後頂을 맺으며

⑳ **백회혈**百會穴을 맺은 다음

㉑ **전정**前頂, ㉒ **신회**顖會, ㉓ **상성**上星, ㉔ **신정**神庭을 맺고서

㉕ **소료**素髎를 지나서

㉖ **인중**人中, ㉗ **태단**兌端, ㉘ **은교**齗交를 맺은 다음 임맥任脈과 연결된다.

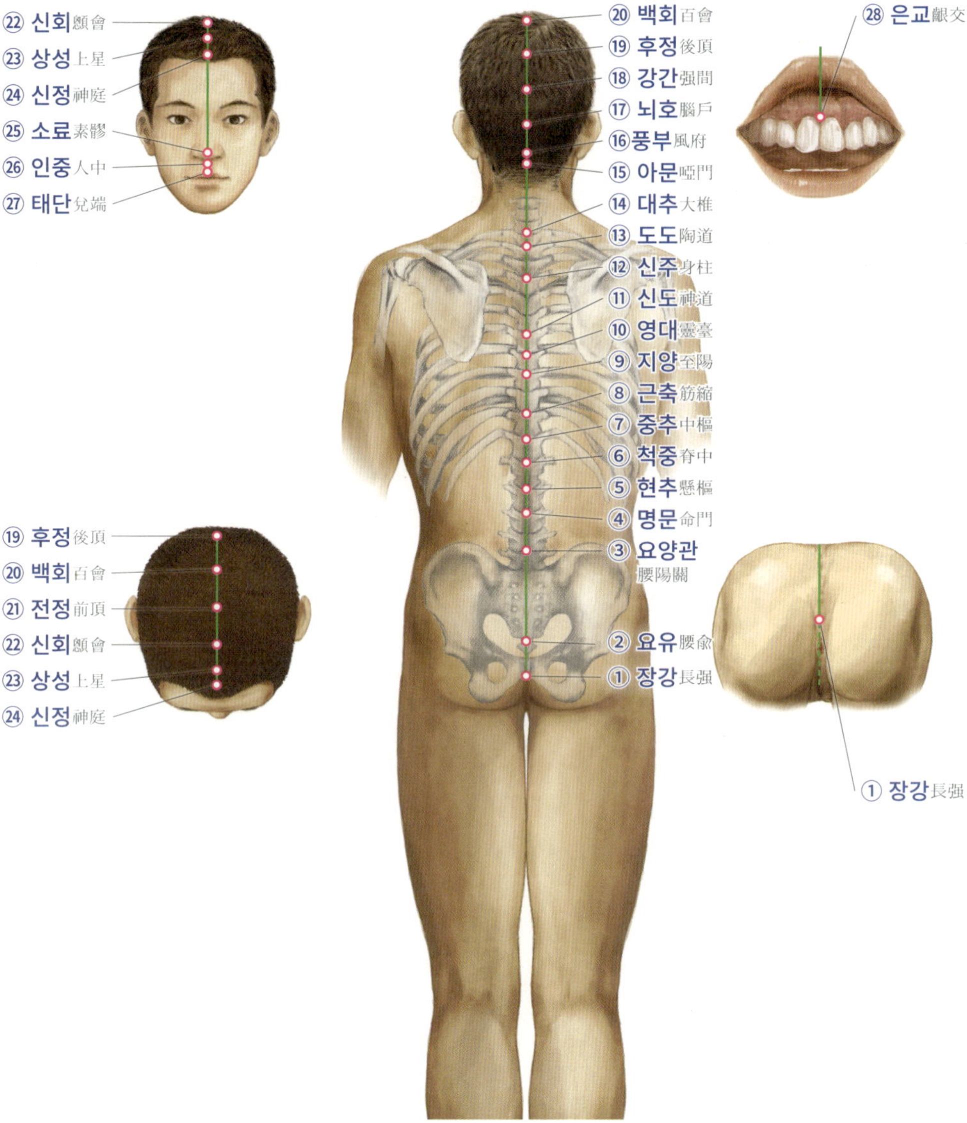
㉒ 신회顖會
㉓ 상성上星
㉔ 신정神庭
㉕ 소료素髎
㉖ 인중人中
㉗ 태단兌端
⑲ 후정後頂
⑳ 백회百會
㉑ 전정前頂
㉒ 신회顖會
㉓ 상성上星
㉔ 신정神庭
⑳ 백회百會
⑲ 후정後頂
⑱ 강간强間
⑰ 뇌호腦戶
⑯ 풍부風府
⑮ 아문啞門
⑭ 대추大椎
⑬ 도도陶道
⑫ 신주身柱
⑪ 신도神道
⑩ 영대靈臺
⑨ 지양至陽
⑧ 근축筋縮
⑦ 중추中樞
⑥ 척중脊中
⑤ 현추懸樞
④ 명문命門
③ 요양관 腰陽關
② 요유腰兪
① 장강長强
㉘ 은교齦交
① 장강長强

2) 임맥(任脈)

① **회음혈**會陰穴을 맺고서

② **곡골**曲骨, ③ **중극**中極, ④ **관원**關元, ⑤ **석문**石門,

⑥ **기해**氣海, ⑦ **음교**陰交를 지나서

⑧ **신궐**神闕을 맺으며

⑨ **수분**水分, ⑩ **하완**下脘, ⑪ **건리**建里,

⑫ **중완**中脘, ⑬ **상완**上脘, ⑭ **거궐**巨闕을 맺은 다음

⑮ **구미혈**鳩尾穴을 맺고

⑯ **중정**中庭, ⑰ **전중혈**膻中穴, ⑱ **옥당**玉堂, 흉⑲ **자궁**紫宮,

⑳ **화개**華蓋, ㉑ **선기**璇璣를 맺고서

㉒ **천돌**天突, ㉓ **염천**廉泉을 지나

㉔ **승장**承漿을 마지막으로 뺨을 타고 승읍承泣으로 들어간다.

다른 하나는 포중胞中에서 시작하여 척주를 관통하고 배부背部를 순행한다.

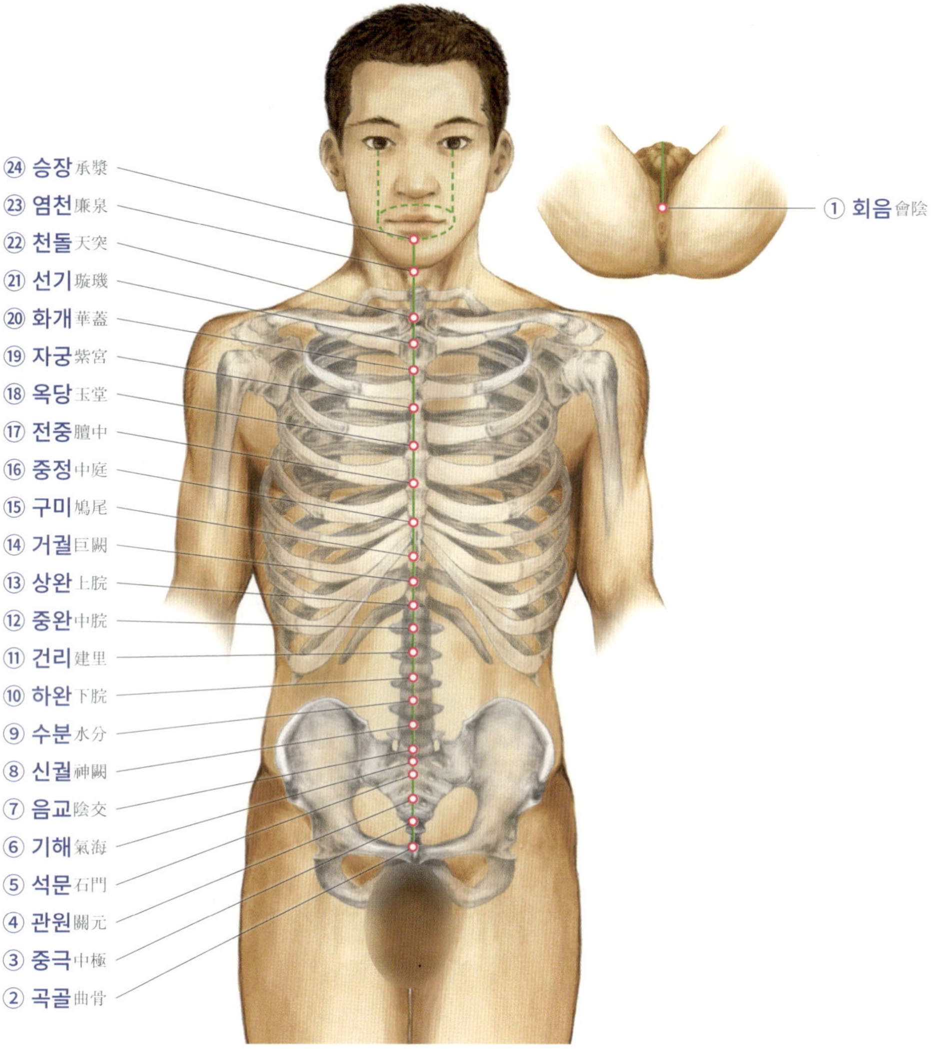
㉔ 승장承漿
㉓ 염천廉泉
㉒ 천돌天突
㉑ 선기璇璣
⑳ 화개華蓋
⑲ 자궁紫宮
⑱ 옥당玉堂
⑰ 전중膻中
⑯ 중정中庭
⑮ 구미鳩尾
⑭ 거궐巨闕
⑬ 상완上脘
⑫ 중완中脘
⑪ 건리建里
⑩ 하완下脘
⑨ 수분水分
⑧ 신궐神闕
⑦ 음교陰交
⑥ 기해氣海
⑤ 석문石門
④ 관원關元
③ 중극中極
② 곡골曲骨
① 회음會陰

3) 충맥(衝脈)

① **기충혈**氣衝穴로 빠져나와서

② **횡골**橫骨,

③ **대혁**大赫,

④ **기혈**氣穴,

⑤ **사만**四滿,

⑥ **중주**中注,

⑦ **황유**肓兪,

⑧ **상곡**商谷,

⑨ **석관**石關,

⑩ **음도**陰都,

⑪ **통곡**通谷,

⑫ **유문**幽門혈들을 맺는다

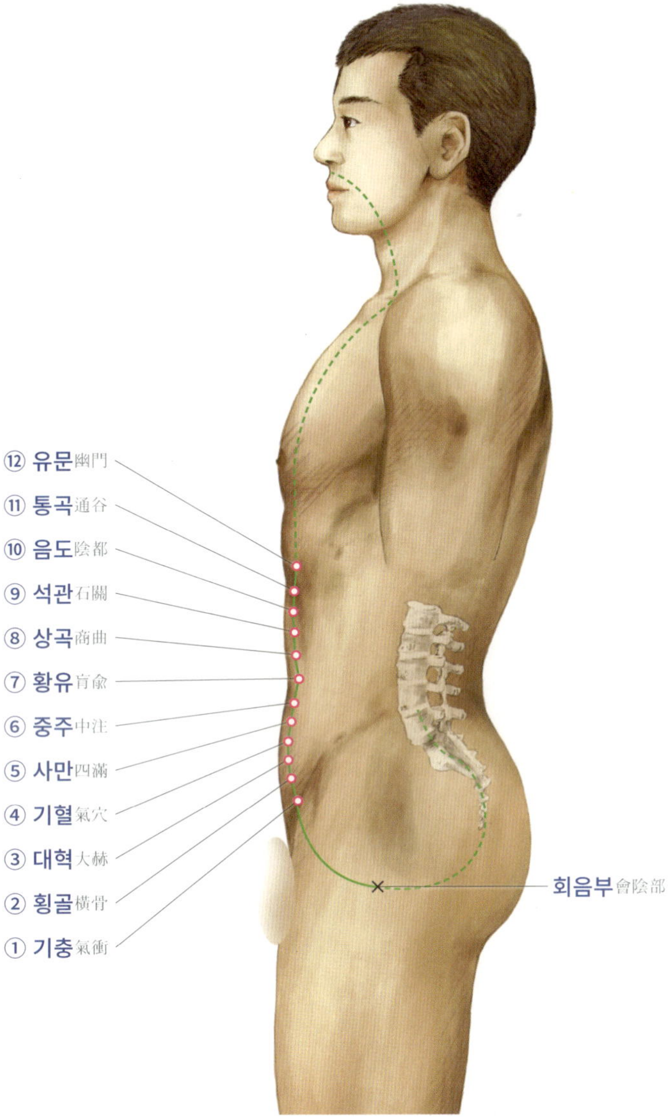
⑫ 유문幽門
⑪ 통곡通谷
⑩ 음도陰都
⑨ 석관石關
⑧ 상곡商曲
⑦ 황유肓兪
⑥ 중주中注
⑤ 사만四滿
④ 기혈氣穴
③ 대혁大赫
② 횡골橫骨
① 기충氣衝
회음부會陰部

4) 대맥(帶脈)

① **대맥**帶脈으로 나와서

② **오추**五樞,

③ **유도**維道와 교회交會한다.

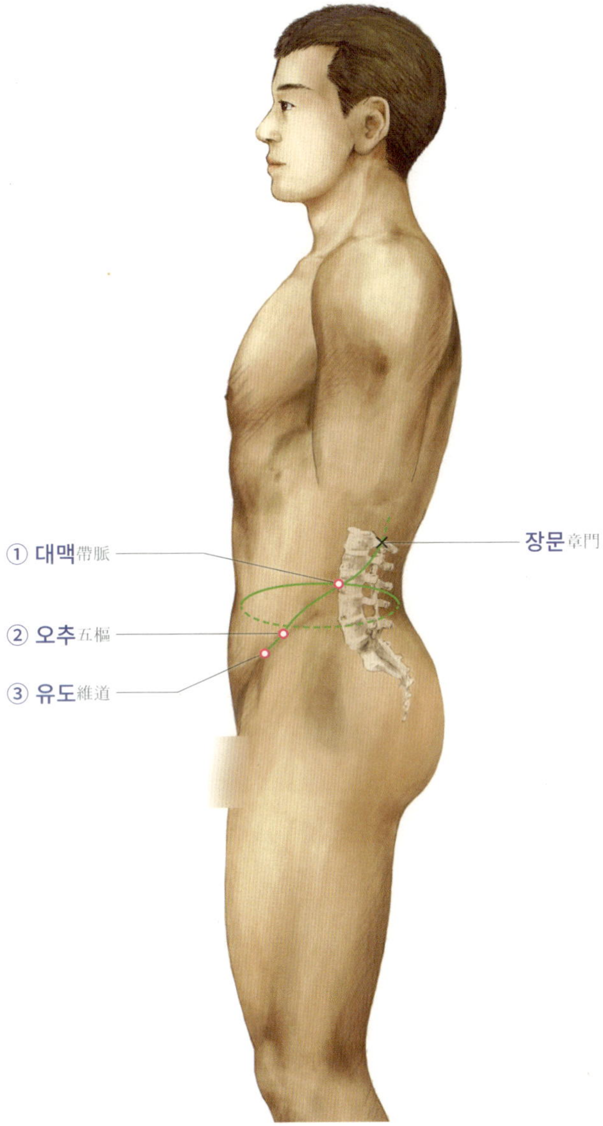
① 대맥帶脈
② 오추五樞
③ 유도維道
장문章門

5) 양유맥(陽維脈)

① **금문혈**金門穴에서 시작하여

② **양교**陽交를 지나서

③ **거료**居髎에 교회交會하고,

④ **비노**臂臑에 교회한 후에

⑤ **노유**臑兪를 지나고

⑥ **천료**天髎,

⑦ **견정**肩井을 교회交會하고

⑧ **두유**頭維를 거쳐

⑨ **본신**本神,

⑩ **양백**陽白을 지나

⑪ **두임읍**頭臨泣,

⑫ **목창**目窓,

⑬ **정영**正營,

⑭ **승령**承靈,

⑮ **뇌공**腦空,

⑯ **풍지**風池를 지나

⑰ **풍부**風府,

⑱ **아문**啞門을 교회한다.

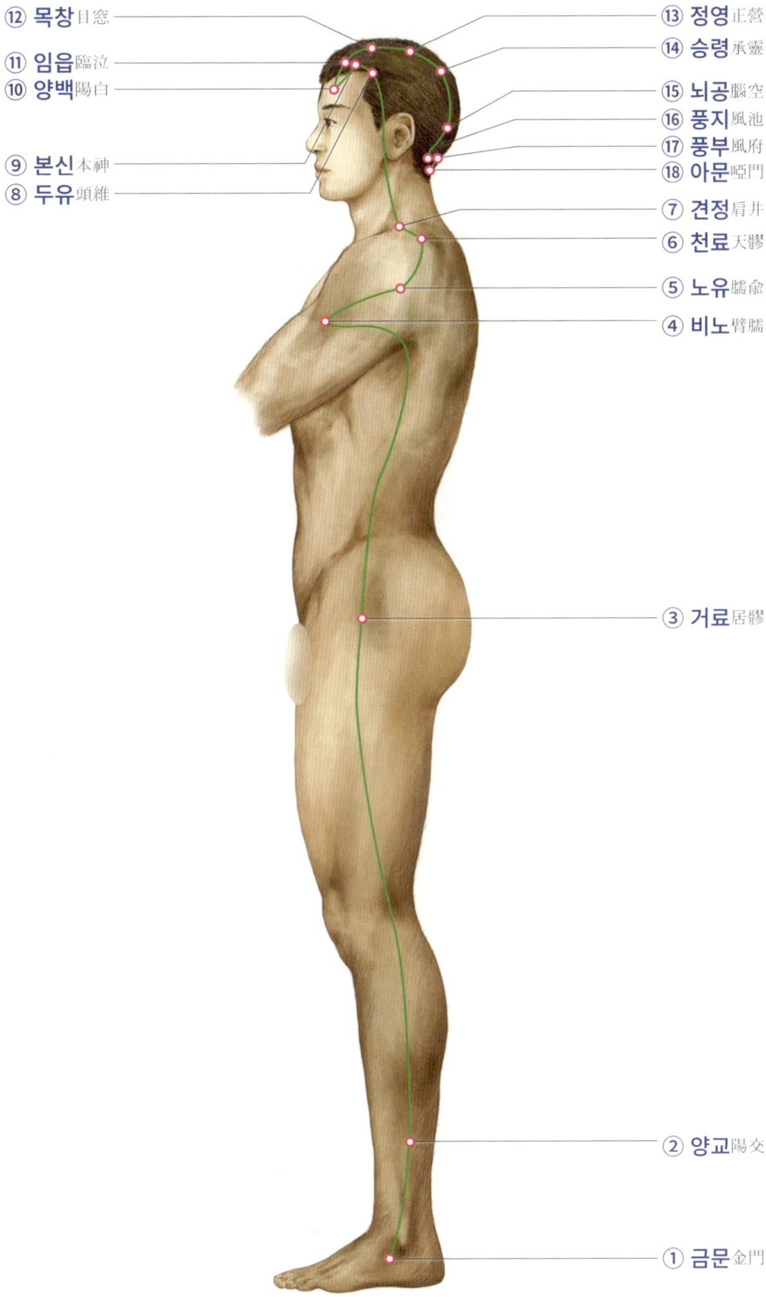
⑫ 목창目窗
⑪ 임읍臨泣
⑩ 양백陽白
⑨ 본신本神
⑧ 두유頭維
⑬ 정영正營
⑭ 승령承靈
⑮ 뇌공腦空
⑯ 풍지風池
⑰ 풍부風府
⑱ 아문啞門
⑦ 견정肩井
⑥ 천료天髎
⑤ 노유臑兪
④ 비노臂臑
③ 거료居髎
② 양교陽交
① 금문金門

6) 음유맥(陰維脈)

① **축빈혈**築賓穴에서 시작하여

② **충문**衝門을 지나

③ **부사**府舍,

④ **대횡**大橫,

⑤ **복애**腹哀를 교회交會하고

⑥ **기문**期門,

⑦ **천돌**天突을 지나서

⑧ **염천**廉泉과 교회한다.

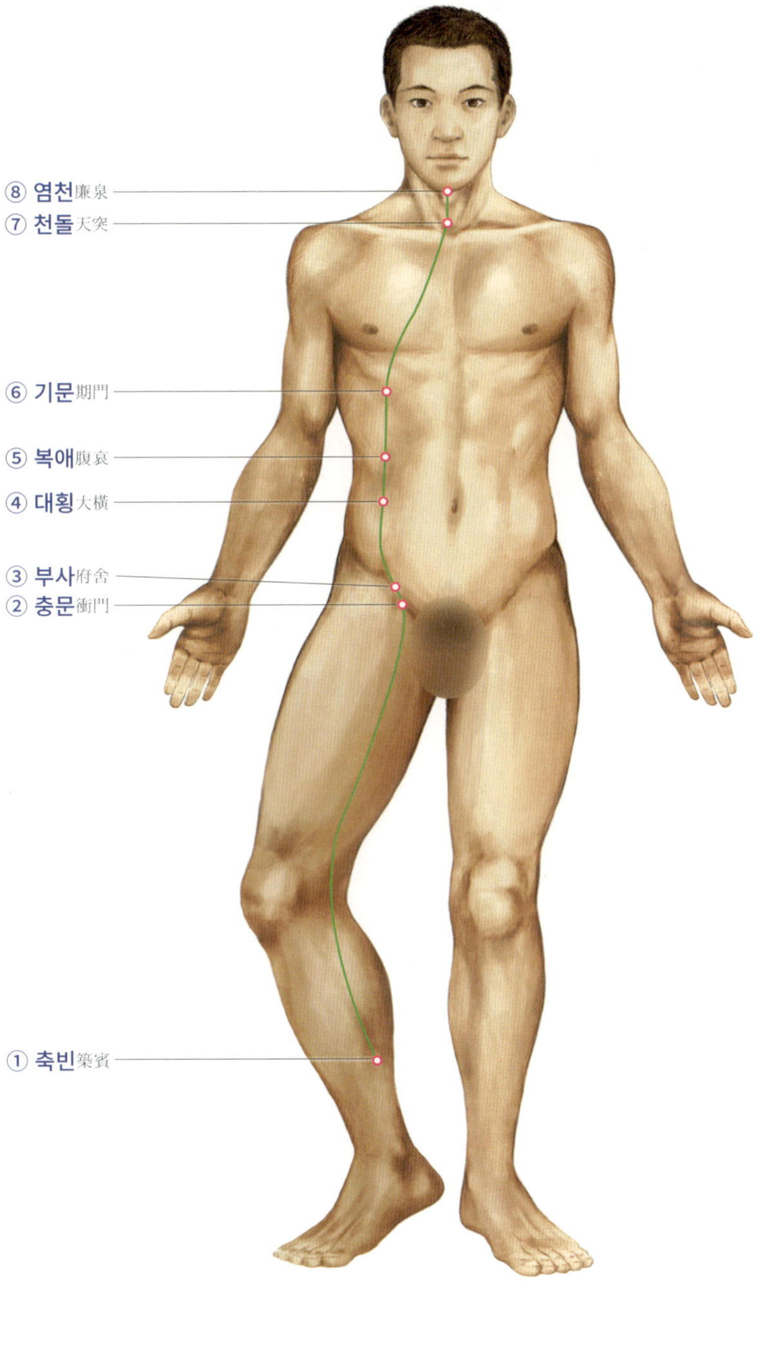
⑧ 염천廉泉
⑦ 천돌天突
⑥ 기문期門
⑤ 복애腹哀
④ 대횡大橫
③ 부사府舍
② 충문衝門
① 축빈築賓

7) 양교맥(陽蹻脈)

① **신맥혈**申脈穴에서 시작하여

② **복삼**僕參을 교회하고

③ **부양**跗陽을 거쳐서

④ **거료**居髎를 지나서

⑤ **노유혈**臑俞穴을 교회하고

⑥ **거골**巨骨,

⑦ **견우**肩髃에 교회한 다음

⑧ **지창**地倉을 지나

⑨ **거료**巨髎,

⑩ **승읍**承泣을 교회交會하고

⑪ **정명혈**睛明穴을 거쳐

⑫ **풍지혈**風池穴에 이른 다음

⑬ **풍부혈**風府穴로 해서 입뇌入腦한다.

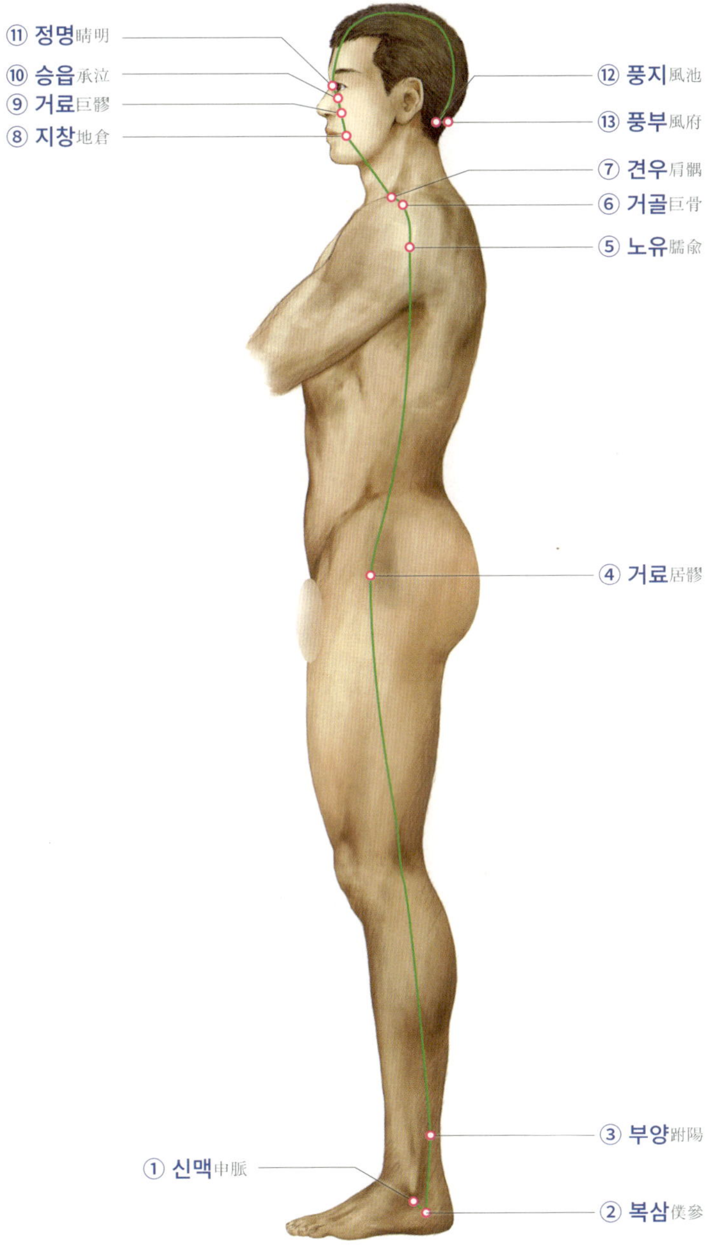
⑪ 정명睛明
⑩ 승읍承泣
⑨ 거료巨髎
⑧ 지창地倉
⑫ 풍지風池
⑬ 풍부風府
⑦ 견우肩髃
⑥ 거골巨骨
⑤ 노유臑兪
④ 거료居髎
③ 부양跗陽
① 신맥申脈
② 복삼僕參

8) 음교맥(陰蹻脈)

① **연곡**然谷에서 시작하여

② **태계**太谿,

③ **조해**照海를 지나서

④ **교신**交信을 거치고

⑤ **결분**缺盆과 ⑥ **인영**人迎을 교회交會하고

⑦ **정명혈**睛明穴에서 입뇌入腦한다.

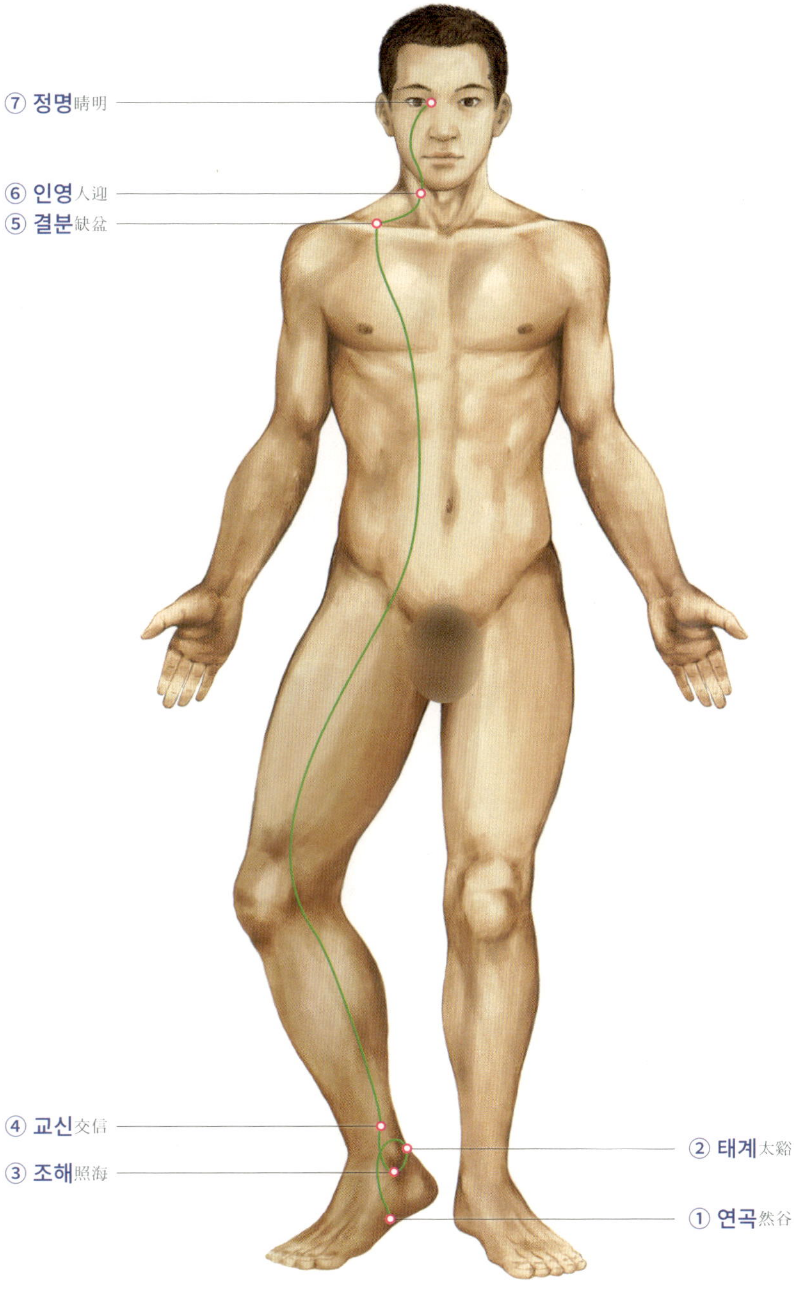
⑦ 정명睛明
⑥ 인영人迎
⑤ 결분缺盆
④ 교신交信
③ 조해照海
② 태계太谿
① 연곡然谷

5

신이 내린 최고의 선물 소금

1. 인체는 절대적으로 소금이 필요하다

소금의 녹는점은 약 801℃, 끓는점은 약 1400℃이며, 인체의 혈액이나 세포 안에 약 0.9% 들어 있고, 성인의 하루 소요량은 10~20g이다.

소금이 인체에서 하는 가장 중요한 기능은 체내 삼투압을 조절하는 것이다. 즉 위에서 소화한 음식물 속에 있는 영양소를 소장에서 흡수하는데 바로 전해질 농도 차에 의해서 영양소가 모세혈관으로 이동할 수 있는 것이다.

소금은 인체의 체액 삼투압 조절에 필수적인 요소로 작용하며, 과다하게 축적된 나트륨은 칼륨과 결합하여 오줌으로 배설시킨다. 생리식염수에는 무게비 소금이 0.9% 들어 있다.

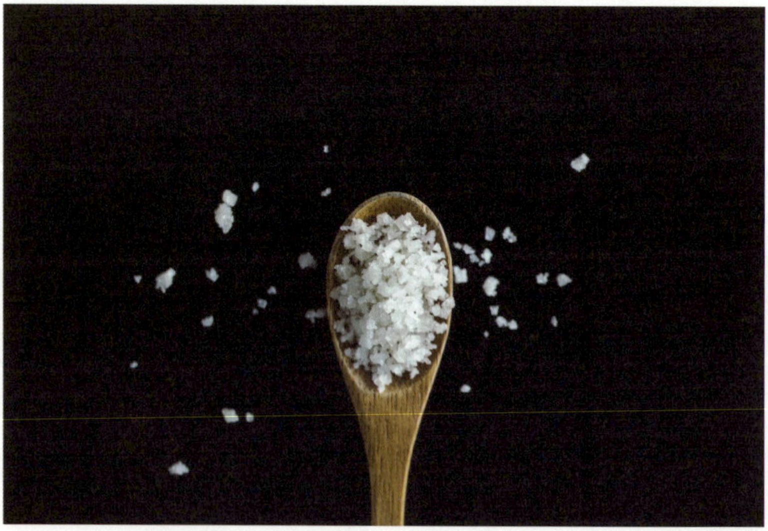

1) 소금은 근육 움직임을 활성화시킨다

모든 세포, 오장육부를 이루는 근육에는 염분이 포함되어 있어 염분이 부족하면 세포의 기능저하가 일어난다.

2) 소금은 칼슘의 섭취를 도와 뼈를 튼튼하게 하고, 소화를 돕고 위장의 기능을 높이며, 해독작용과 살균작용을 한다

3) 소금은 세포의 건강을 조절한다

소금의 주요 성분인 나트륨과 염소가 세포막 사이의 전위차를 유지하는데 관여한다.

유해한 물질이나 세균이 인체 내 세포와 혈관으로 침입하는 것을 막아 인체의 저항력을 유지시키고, 혈관을 정화시키며 적혈구 생성을 도와준다. 또한 소변의 양을 늘려 노폐물을 배출시킴으로써 신장 기능을 향상시킨다.

4) 소금은 미네랄의 주요 공급원이다

생명활동을 유지하는데 꼭 필요한 5대 영양소 중의 하나인 미네랄의 공급원이며, 혈관 벽에 침착되어 있는 광물질을 제거해 혈관이 굳는 것을 막아 동맥경화와 고혈압을 예방한다.

따라서 좋은 소금을 먹는 것이 미네랄 공급원으로써, 보약중의 보약이다.

암세포가 가장 싫어하는 것은
햇빛과 물과 소금과 섬유소, 비타민C 등이다.
나의 몸이 0.9%의 염도를 유지하게 되면 어떤 병균이 내 몸속에 들어와도 이길 수 있다.

5) 신경신호 전달 기능을 활성화 시킨다

신경세포가 신호전달을 위한 전기신호를 발생시키기 위해 필요한 물질이 소금이다.

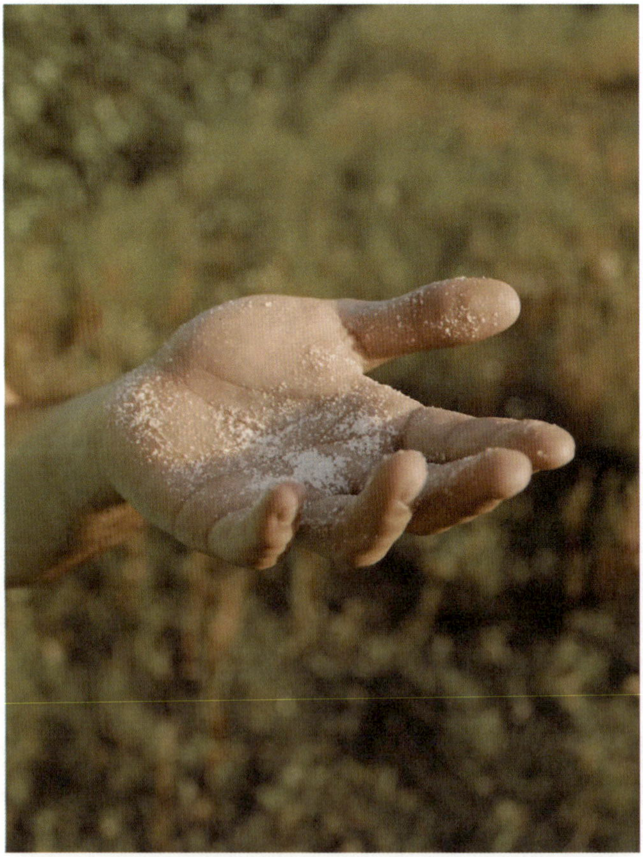

6) 체내 수분 조절과 신진대사를 주도한다

소금은 칼륨과 더불어 체내의 수분균형을 조절하는 중요한 역할을 한다. 또한 신진대사를 주도하며, 혈관을 정화시키고 적혈구의 생성을 돕는다.

*** 염분 부족 시 나타나는 초기 증상**

❶ 입술이 자주 부르트고, 혓바늘이 자주 돋고, 입 안에 염증이 자주 발생한다.

❷ 어지럽고 구역질이 나며, 부스럼이 자주 발생하고, 머리가 많이 빠진다(탈모).

❸ 당수치가 높아지고, 변비가 생기며, 안구 건조증과 입 마름증이 생긴다.

❹ 불임, 생리 불순, 양수 과소증이 생긴다.

❺ 감기, 피부 건조증이 생기며, 추위를 많이 탄다

❻ 소화불량, 역류성 식도염, 위산 과다증이 생기며, 배탈이 자주난다

❼ 변이 검고 냄새가 지독하며, 방귀 냄새가 지독하고, 소변 냄새가 역겹다

❽ 알러지, 아토피가 잘 발생한다.

2. 소금은 링거액의 주성분이다

링거액은 생리식염수, 포도당 수액, 아미노산 수액, 비경구영양 수액(TPN) 등의 성분으로 구성된다.

우리 몸이 아파서 병원에 입원하면 가장 먼저 처방받는 것이 링거액이다.

1) 링거액의 역사

- 병원에서 흔히 사용하는 링거액은 영국의 의학자 S. 링거(1835~1910)가 처음 시술에 도입한 생리적 염류용액이다.
- 요즘은 여러 종류가 많지만 체액 대용액을 총칭하는 말로 쓰인다.
- 이 링거액은 위의 시드니 링거의 1882년 실험에서 유래되었다. 그는 개구리의 심장을 꺼내 어떻게 개구리 심장 고동을 유지할 수 있을지 연구하였다. 개구리 체액의 염분농도가 0.7%인 것에 착안하여 처음엔 정제염을 증류수에 녹여 주었더니 심장이 그만 멎어버렸다.
- 다음엔 자연염으로 0.7% 염수를 만들어주었더니 심장의 고동이 계속되었다고 한다. 이것이 바로 현재 사용되고 있는 링거주사액의 시작이다.

2) 링거액의 기능

사람의 경우 체액의 농도가 개구리와 달라서 0.7%가 아니라 0.9%이며, 사람이 쓰는 링거액의 염도는

0.9%다. 그냥 쉽게 생각해보면 링거액은 기본적으론 소금물이다.

혈액의 염분 농도와 같은 0.9% 링거액, 소금물이 몸에 들어오면 왜 몸이 깨어나는가?

400g의 수액 속에는 염화나트륨 5g, 염화칼륨 0.4g, 염화칼슘 0.27g, 락트산나트륨액 6.44g 이렇게 표기되어 있다(제품명 생략).

- 우리 몸은 삼투압을 통해서 에너지 순환이 이루어지며, 소금이 없으면 삼투압이 일어나지 않으면, 우리 몸의 순환이 멈춰진다.
- 소금은 근육의 움직임을 활발하게 하고 신경신호 전달 및, 체내의 수분조절 그리고 혈액과 혈압의 조절을 도와주기 때문에 링거액을 주사하면 몸이 회복이 빨라진다.

그런데 왜 환자에게 소금물을 혈관에 직접 주사하는 것은 괜찮고, 먹으면 각종 성인병에 걸린다고 하는 것일까?

3. 소금 섭취로 인한 고혈압의 허구

- 제2차 세계대전 당시, 미국 대통령 F. D. 루즈벨트와 영국 수상 윈스턴 처칠, 소련 서기장 이오시프 스탈린 등이 뇌졸중으로 사망하면서 고혈압은 대중에게 관심을 일으키기 시작했다.
- 이때 루즈벨트의 주치의가 권고했던 "무소금 식이요법"이 임상적으로 확인되지 않았다며 다른 의사들에게 거부되고, 반면에 신경안정제 '디곡신'이 처방됐다는 사실이 알려지면서 초기에 의사들은 소금이 들어가지 않은 식이요법을 치료법으로 선택했다.

무소금 식이요법을 채택하지 않은 결과로 루즈벨트가 뇌졸중으로 사망했다는 것이다.

- 1945년에 윌리스 켐프너가 고혈압환자 500명에게 단백질과 지방, 소금, 물 등을 극도로 제한하고 칼륨 함량만 높인 채 밥과 야채, 과일 위주의 식단을 처방하는 치료를 실시했다. 켐프너는 환자들이 호전됐다고 보고하면서, 이 후 수년간 이 같은 처방이 널리 유행하였다. 그러나 후에 밝혀진 사실은 많은 환자가 사망하고, 수백 명이 오히려 증상이 악화되었기 때문에, 결국 절반 이상이 이 처방을 거부했다고 한다.
- 얼마 후 루이스 달이 쥐 실험을 통해 "소금이 혈압을 높인다."는 연구를 발표했지만 역시 일반인

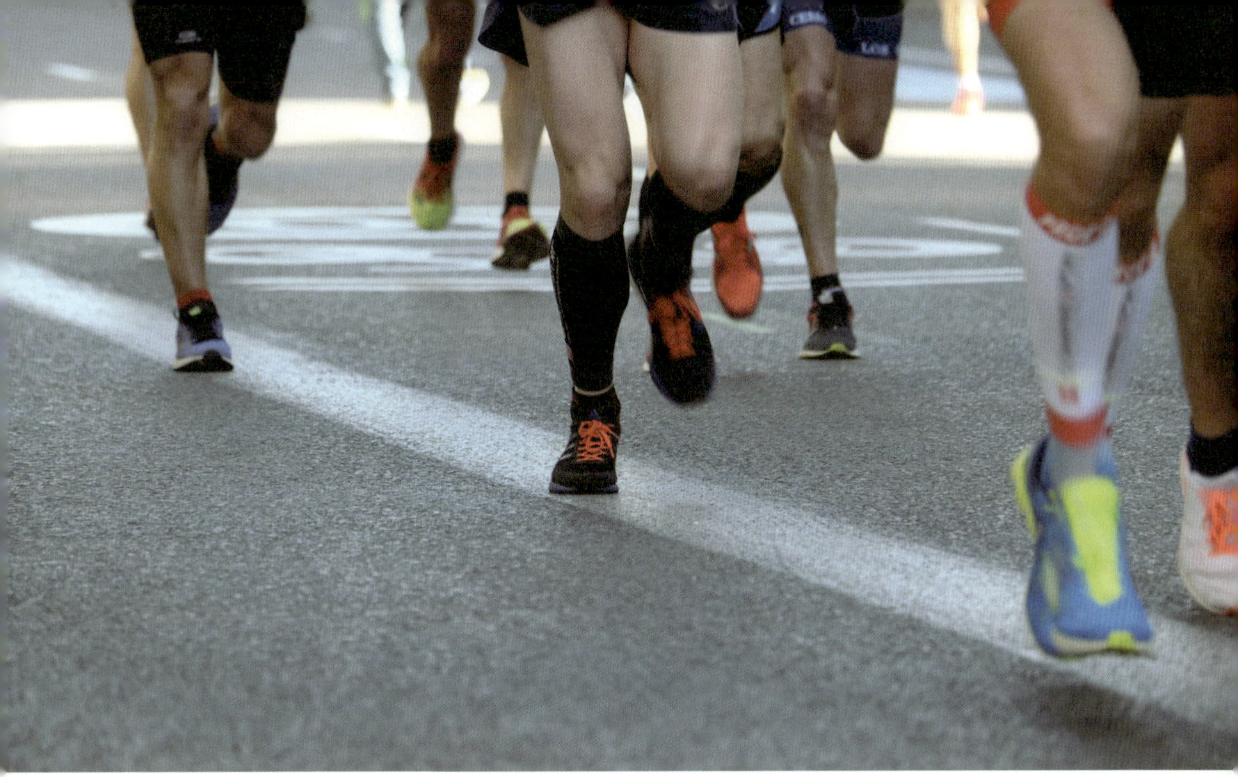

이 하루 섭취할 수 있는 소금양의 50배를 주사로 쥐에게 며칠간 계속 투여한 결과였음이 밝혀지면서 신뢰성을 잃는다. 마침내 이러한 식이요법은 아무런 효과가 없음이 확인되면서 사라졌다

- 미국 의사 월렉이 쓴 책 '죽은 의사는 거짓말을 하지 않는다'는 책을 보면 소금을 먹였더니 환자들이 약을 끊었다는 임상실험을 설명하기도 한다.
- 운동을 많이 하거나 노동 강도가 높은 사람은 그렇지 않은 사람보다 소금을 더 섭취해야 한다. 염분이 땀으로 배출되기 때문이다. 공사장이나 조선소, 공장같이 땀을 많이 흘리면서 일하는 곳들은 식당 급수대나 작업장 정수기 근처에 식염포도당을 제공하여 사고를 예방하려는 업체들이 많다.
- 염분이 결핍되면 단기적으로는 소화액의 분비가 부족하게 되어 식욕감퇴가 일어나고, 장기적인 경우에는 전신 무력 · 권태 · 피로나 정신불안 등이 일어난다. 또 땀을 다량으로 흘려 급격히 소금을 상실하면 현기증이 나거나 기능상실이 일어난다.

4. 소금의 절대적 기능

- 소금의 성분에서 40%를 차지하는 나트륨(Na)은 체내의 삼투압을 조절하며, 칼슘과 다른 미네랄이 혈액에 녹도록 한다.

소금은 산성과 알칼리성 균형과 우리 몸의 각종 기능을 위해 수많은 역할을 담당하며, 특히 신경자극물질로서 신경과 근육이 제 기능을 하도록 돕는다.

- 혈액에 나트륨이 결핍되면 노폐물이 잘 배출되지 않으며, 이로 인해 몸속에 수분이 과잉 축적되어 부종이 일어난다.
- 염소(Cl)는 혈액 중에서 산성과 알칼리성의 균형을 조절하고 또 간의 역할을 도와서 인체 내의 찌꺼기들을 배출하는 데 도움을 준다. 몸을 부드럽게 해 주며, 소화 작용을 돕는다. 염소가 결핍되면, 탈모가 생기거나 치아가 약해지고, 소화가 잘 되지 않는다.
- 인체의 세포가 살 수 있는 조건은 pH 7.4, 염분농도 0.9%, 체온 36.5℃가 유지되어야 한다. 대표적인 미네랄인 나트륨, 염소, 칼륨, 인산염, 등이 전해질을 이루고 있다.
- 인체는 소화관과 신장을 통해서 인체의 전해질을 조절한다. 염분은 혈액 속을 순환하면서 우리 몸 구석구석까지 세포의 항상성을 일정하게 유지시켜준다.

소금 즉, 전해질 부족으로 나타날 수 있는 가장 큰 증상이 바로 근육이 잘 수축되거나 긴장되는 것이다.

소금의 주성분인 나트륨과 염소가 세포막 사이의 전위차를 정상으로 유지시켜 에너지 순환(삼투압)이 원활하도록 한다.

5. 우리 민족과 소금

한(漢)나라의 통제로 부여(夫餘)에 소금이 부족해지자 주몽이 티베트 에서 소금을 구해와 고구려 건국의 발판이 되었다는 전설이 전래되고 있다.

- '삼국사기'에 고구려 왕자 을불이 소금장수로 세상을 떠돌며 민심을 헤아려 15대 '미천왕'이 되었다고 기록되어 있다.
- '고려사'에는 고려 태조 때 '도염원'을 설치해 소금전매제를 실시함으로써 국가재정의 원천으로 삼았다는 기록도 전래.
- 조선시대에는 균역법이 실시되면서 염세를 징수하였고, 국가의 재정을 안정적으로 확보하기 위하여 관염제와 사염제를 병행했다.

6. 천일염과 정제염

1) 천일염

천일염은 1963년 제정된 염관리법에 광물로 분류되었고, 1992년에는 급기야 식품공전에서 제외되었다.

천일염이 오랜 세월 동안 전통식품 등과 그 궤를 같이해오고 있으나, 염관리법 재정 이래 45년간 식품도 첨가물도 아닌 광물질로 취급 받았다. 그러다 법이 개정되어 2008년 3월 28일부터 천일염은 다시 식품으로 인정받게 되었다.

2) 정제염

정제염은 이온교환막을 거친 염화나트륨과 극소량의 마그네슘 등이 함유된 소금물을 증발기에서 증발시켜서 만든다.

정제염은 "염화나트륨 99%이상"으로 표기된다.

3) 천일염과 정제염 비교 실험

미네랄이 바다 물고기(줄돔)에 미치는 영향

❶ 수조에 천일염, 정제염, 바닷물의 염도를 맞춘 후 바다 물고기를 넣었다.

❷ 실험시작 후 30분이 되기 전에 정제염이 든 수조 속의 돌돔이 변화를 보이기 시작하여 1시간 40분 만에 모두 죽었다.

❸ 반면 천일염 수조 속의 돌돔은 아무런 영향 없이 활발한 활동을 하고 있었다.

* 이 실험을 통해 생물이 원활한 생리기능을 위해서는 일정량의 미네랄이 필요하며, 미네랄이 풍부한 천일염과 정제염이 생명체에 미치는 차이를 알 수 있었다.

저자 소개

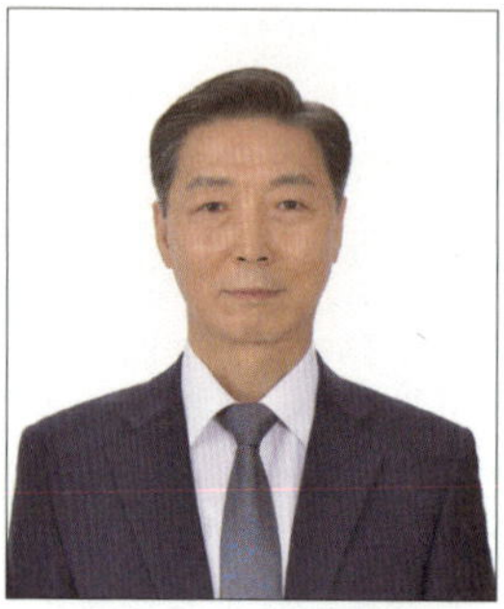

서상술

- 국제유전자협회 고문
- 한국골프통증협회 회장

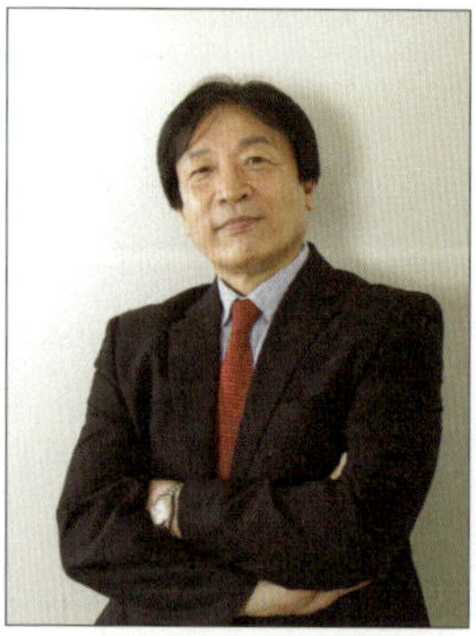

이재수

- 한의학박사
- 한국바이오산업사업협동조합 이사장
- 국제유전자협회 회장
- 전) DHP KOREA 회장